偏方治大病

田日新 编著

随身查

天津出版传媒集团

天津科学技术出版社

图书在版编目（CIP）数据

偏方治大病随身查 / 田日新编著 . — 天津：天津科学技术出版社，2013.8（2024.3 重印）

ISBN 978-7-5308-8172-9

Ⅰ . ①偏… Ⅱ . ①田… Ⅲ . ①土方 - 汇编 Ⅳ . ① R289.2

中国版本图书馆 CIP 数据核字（2013）第 177192 号

偏方治大病随身查

PIANFANG ZHIDABING SUISHENCHA

策划编辑：	杨　譞
责任编辑：	孟祥刚
责任印制：	兰　毅

出　　版：	天津出版传媒集团
	天津科学技术出版社
地　　址：	天津市西康路 35 号
邮　　编：	300051
电　　话：	（022）23332490
网　　址：	www.tjkjcbs.com.cn
发　　行：	新华书店经销
印　　刷：	鑫海达（天津）印务有限公司

开本 880×1230　1/64　印张 5　字数 180 000

2024 年 3 月第 1 版第 2 次印刷

定价：58.00 元

我国民间自古就有"偏方治大病"的说法。偏方大都是民间流传而不见于古典医学著作，但对某些病症具有独特疗效的方子。偏方不但能够治疗各种常见病、慢性病、疑难杂症，在关键时刻还能够帮大忙，救人性命，解决突发情况，如利用胡萝卜缨解砒霜、用土豆皮治烫伤等。有时，就连一些现代医学技术都治不了、花很多钱都治不好的疾病，利用偏方却能治好。

偏方花钱少、疗效好，更适合老百姓采用。它具有如下特点：取材方便——很多偏方都取自老百姓日常所吃的五谷杂粮、瓜果蔬菜和禽肉蛋，如用芹菜粥粥治疗肝火头痛、白萝卜治疗哮喘等。配制简便——大都采用煎、煮、研末等方法制取，有的甚至仅仅是与日常食物煲粥或制成药酒饮用，操作简便，容易为普通患者所掌控并自行治疗。经济实用——因多取自民间，很少有奇特名贵的中药材，且副作用小，最适合普通家庭使用。患者利用此类偏方治病，不但省钱，还能免去来回跑医院的麻烦。

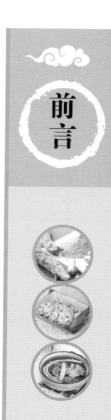

前言

　　为帮助读者更方便地利用偏方，我们编写了《偏方治大病随身查》，采取"以病统方"的原则，共收录现代常见病症上百种。为便于使用，按内科、外科、皮肤科、五官科、妇科、儿科等次序排列。药方包括食疗药方、中草药方、外敷外用方三个大类。食疗药方药食具佳，能够达到标本兼治的效果；中草药方药效平和，见效迅速；外敷外用方体现中医"内病外治"之精髓，安全可靠。同时，每一方剂之下，皆分"配方""用法""功效""来源"等四项内容。便于患者根据自己健康状况和疾病性质查找和选用。本书内容全面，体例简明，且便于携带，可随时随地为你的亲朋好友治疗疾病。

　　需要说明的是，中医讲究辨证施治，书中所录偏方仅供参考，未必适合所有人，应尊重个体生理和病理的差异性，有选择性地采用。

目录

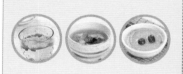

内科病

五官科病

妇科病

儿科病

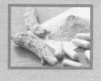

内科病

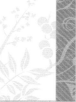

高血压

高血压病又称原发性高血压，是以动脉血压升高，尤其是舒张压持续升高为特点的全身性疾病。若成人收缩压≥21.3千帕（160毫米汞柱），舒张压≥12.7千帕（95毫米汞柱），排除继发性高血压，并伴有头痛、头晕、耳鸣、健忘、失眠、心悸等症状即可确诊。

中草药方 >>>>>>

●莲心茶

【配方】莲心干品3克，绿茶1克。

【用法】莲心、茶叶一起放入茶杯内，加入沸水大半杯，立即加盖，5分钟后即可饮用。饭后饮服。头泡莲心茶，饮之将尽，略留余汁，再泡再饮，至味淡为止。

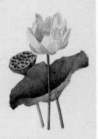

【功效】主治高血压。

【来源】民间验方。

●枸杞汁

【配方】枸杞的茎、叶500克。

【用法】将枸杞茎、叶加适量的水煮，煮好后喝其汁液。

【功效】枸杞能镇惊熄风，又能补精益气，是高血压患者的食疗佳品，尤其是对老年患者更为适用。
【来源】民间验方。

糖醋大蒜

【配方】糖醋大蒜 1 ~ 2 头。
【用法】每日早晨空腹食用，连带喝些糖醋汁，连吃 10 ~ 15 日。
【功效】该法能使血压比较持久地下降，对于哮喘和慢性气管炎的顽固咳喘也很有效。
【来源】民间验方。

葛粉菊花茶

【配方】菊花茶 25 克，葛粉 50 克，蜂蜜适量。
【用法】菊花茶焙干研末加入沸葛粉糊中，再调入蜂蜜，每日 1 次，常服。
【功效】主治高血压。
【来源】民间验方。

玉米须茶

【配方】玉米须 30 克，茶叶 5 克。
【用法】沸水冲泡，代茶饮用。
【功效】主治肾炎合并高血压。
【来源】民间验方。

● 玉兰花饮

【配方】大花玉兰花。

【用法】大花玉兰花每日 3 ~ 6 克，以开水冲泡，也可加些白糖，用来代茶饮。若用鲜叶，需 12 ~ 18 克，以水煎服。

【功效】主治高血压患者因血管痉挛引发的头痛，本方对此颇为有效。

【来源】民间验方。

● 夏枯草糖浆

【配方】夏枯草、白糖各 120 克，决明子 100 克。

【用法】先将夏枯草、决明子放入砂锅内，加清水 2000 毫升，文火煎至 1500 毫升时，用纱布过滤，药渣加水再煎，最后将两汁混合在一起，加入白糖，搅拌溶化后即成。1 剂 3 日分次服完，30 日为 1 疗程。

【功效】此方可辅助治疗原发性高血压。

【来源】《四川中医》，1989（7）。

● 地龙合剂

【配方】白颈活地龙 15 条，白糖 100 克。

【用法】将地龙剖开，洗净泥土，加入白糖，30 分钟后待地龙溶化成液体时，顿服。每日早晚各服 1 次，5 日为 1 疗程。

【功效】主治高血压引起的头晕不适、头部胀痛。
【来源】《湖南中医杂志》，1987（3）。

食疗药方 >>>>>>>

●旱菜汁
【配方】旱菜 250 克。
【用法】旱菜磨碎绞汁后，加适量的白糖饮用。
【功效】旱菜能镇惊祛风，对高血压疗效颇佳。
【来源】民间验方。

●茼蒿汁
【配方】鲜茼蒿 500 克。
【用法】鲜茼蒿洗净切碎，绞汁，每次服 60 毫升，温开水冲服，每日 2 次，连服 3～5 日。
【功效】主治高血压引起的头痛等症。
【来源】民间验方。

●芹菜蜜汁
【配方】鲜芹菜 500 克，蜂蜜 50 毫升。
【用法】鲜芹菜洗净捣烂绞汁，拌蜜微温服，每日分 3 次服完。
【功效】主治原发性高血压。
【来源】民间验方。

●赤小豆丝瓜汁

【配方】丝瓜络20克，赤小豆20克。

【用法】上药放入砂锅中，加水适量，煎30～40分钟，滤汁分早晚2次空腹服。

【功效】主治高血压。

【来源】民间验方。

●双耳汤

【配方】黑木耳10克，银耳10克。

【用法】黑木耳、银耳洗净浸软，加冰糖，放碗内蒸1小时后顿服，每日1次。

【功效】补脑养心，凉血止血，降低胆固醇。常服可治血管硬化、高血压以及高血压引起的眼底出血等。

【注意】木耳润肠，故大便溏薄者忌用。

【来源】民间验方。

●山楂茶

【配方】山楂10克。

【用法】山楂置于大茶杯中，用沸水冲泡，代茶饮用，每日1次，长服有效。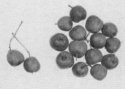

【功效】山楂可消积食、降血脂、软化血管，对高血压引起的血管硬化有治疗作用。

【来源】民间验方。

●萝卜荸荠汁

【配方】白萝卜 750 克，荸荠 500 克，蜂蜜 50 克。

【用法】前 2 味切碎捣烂，置消毒纱布中拧汁，去渣，加入蜂蜜，1 日内分 2～3 次服完。

【功效】主治原发性高血压。

【来源】民间验方。

●冰糖银耳

【配方】干银耳 5 克。

【用法】银耳用清水浸泡一夜，上锅蒸 1～2 小时，加入适量的冰糖，睡前服下。

【功效】主治高血压引起的眼底出血。

【来源】民间验方。

外敷外用方 >>>>>>>

●敷脐方

【配方】桂枝 3 克，川芎 2 克，罗布麻叶 6 克，龙胆草 6 克。

【用法】上方共研细末，然后以酒调为膏状，敷脐部，外以伤湿止痛膏固定，每日换药 1 次，连续用药 10 次为 1 疗程。

【功效】主治高血压。

【来源】民间验方。

● 茶叶枕

【配方】饮茶时剩下的"茶根"
（即用过的茶叶）。
【用法】将茶根晾干，装入30
厘米长、15厘米宽的布袋，睡
觉时用作枕头。
【功效】本方有一定的降压作用。
【来源】民间验方。

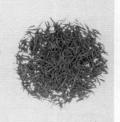

● 敷脚心方

【配方】糯米5克，胡椒1.5克，桃仁、杏仁、山
栀各3克，鸡蛋清适量。
【用法】上述诸药共为细末，鸡蛋清调成糊状，临
睡前敷于两脚心涌泉穴，次日洗掉，晚上再敷。
【功效】主治高血压轻症。
【来源】民间验方。

● 高血压药枕

【配方】晚蚕沙1000克，明矾2500克。
【用法】上药装布袋内，做成药枕用。保持药枕清洁，
每日使用不少于7小时，3个月为1疗程。同时每
晚睡前按摩两足心涌泉穴各180次。
【功效】主治高血压。
【来源】《陕西中医杂志》，1985（11）。

高脂血症

随着生活质量的提高，高脂肪、高胆固醇饮食的增多，加上运动量减少，血中过多的脂质不能被代谢或消耗，从而导致高脂血症。其症状主要表现为头痛眩晕、胸闷气短、急躁易怒、肢体麻木、精神不振、倦怠乏力、少气懒言等。

中草药方 >>>>>>

● 决明子茶

【配方】决明子 20 克，绿茶 6 克。

【用法】绿茶、决明子用开水冲沏，经常饮用。

【功效】主治大便干燥之高脂血症。

【来源】民间验方。

● 首乌汤

【配方】制首乌 30 克。

【用法】制首乌加水 300 毫升，煎 20 分钟左右。取汁 150～200 毫升，分 2 次温服。每日 1 剂。

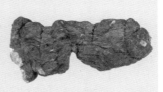

【功效】主治阴虚火旺型高脂血症。

【来源】《浙江中医杂志》，1991（6）。

●山楂荷叶茶

【配方】山楂15克,荷叶12克。

【用法】将上2味共切细,加水煎或以沸水冲泡,取浓汁即可。每日1剂,代茶饮,不拘时。

【功效】主治高脂血症。

【来源】《营养世界》。

●山楂红枣酒

【配方】山楂片300克,红枣、红糖各30克,米酒1000毫升。

【用法】山楂片、红枣、红糖入酒中浸10天,每日摇动1次,以利药味浸出。每晚睡前取30~60克饮服。

【功效】主治高脂血症。

【来源】民间验方。

【注意】实热便秘者忌用。

●黄精乌杞酒

【配方】黄精50克,首乌30克,枸杞子30克,白酒1000毫升。

【用法】将3味药浸于酒中,密封,浸泡7日后可饮用,每次1~2小杯,每日3次,空腹服用。

【功效】主治高脂血症。

【来源】民间验方。

食疗药方 >>>>>>

● 荷叶粥

【配方】鲜荷叶 1 张，大米 100 克。

【用法】先将荷叶洗净煎汤，再用荷叶汤同大米 100 克煮粥。供早晚餐或点心服食。

【功效】主治高脂血症。

【来源】《民间偏方秘方精选》。

● 海带绿豆汤

【配方】海带、绿豆、红糖各 150 克。

【用法】将海带发好后洗净，切成条状，绿豆淘洗干净，共入锅内，加水炖煮，至豆烂为止。用红糖调服，每日 2 次。

【功效】本方清热养血，主治高脂血症。

【来源】民间验方。

● 大藕点心

【配方】绿豆 200 克，胡萝卜 120 克，藕 4 节。

【用法】将绿豆洗净水泡半日，滤干；胡萝卜洗净，切碎捣泥，二物加适量白糖调匀待用。将藕洗净，在靠近藕节的一端用刀切下，切下的部分留好。将调匀的绿豆萝卜泥塞入藕洞内，塞满、塞实为止。

再将切下的部分盖好，用竹签或线绳插牢或绑好，上锅水蒸熟，可当点心吃。

【功效】经常食用，可降低血脂，软化血管，主治高脂血症。

【来源】民间验方。

芝麻桑葚粥

【配方】黑芝麻、桑葚各60克，大米30克，白糖10克。

【用法】将黑芝麻、桑葚、大米分别洗净后同放入瓷罐中捣烂。砂锅中先放清水1000毫升，煮沸后入白糖，水再沸后，徐徐将捣烂的碎末加入沸汤中，不断搅动，煮至成粥糊样即可。可常服之。

【功效】本方滋阴清热，降血脂，主治高脂血症。

【来源】民间验方。

猕猴桃汁

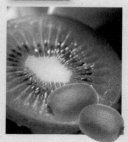

【配方】鲜猕猴桃2～3个。

【用法】将鲜猕猴桃洗净剥皮，榨汁饮用。也可洗净剥皮后直接食用。每日1次，常服有效。

【功效】本方主治高脂血症，并有防癌作用。

【来源】民间验方。

糖尿病

糖尿病是一种以糖代谢紊乱为主的慢性内分泌疾病。早期可无症状，发展到症状期，可出现多尿、多饮、多食、疲乏消瘦，即"三多一少"症状和空腹血糖高于正常及尿糖阳性，久病可引起多系统损害，导致眼、肾、神经、心脏、血管等组织的慢性进行性病变。

中草药方 >>>>>>>

● 降糖饮

【配方】白芍、山药、甘草各等份。

【用法】上药研成末，每日用3克，开水送服，每日早、中、晚饭前各吃1次，一般一个星期就可见效。

【功效】上消型糖尿病口渴而饮水不止者适用。

【来源】民间验方。

● 泥鳅荷叶散

【配方】泥鳅10条，干荷叶适量。

【用法】泥鳅在清水中浸泡3～5天，使其吐净肚内泥沙，每日换1次水。洗净，去头尾焙干，与干荷叶共为末，每次服6克，凉开水送服，每日3次。

【功效】糖尿病。

【来源】民间验方。

猪脾粉

【配方】猪脾数具。

【用法】猪脾洗净,切碎,焙干研成细末,装瓶备用。每次饭前服3~5克,每日3次,常服见效。

【功效】糖尿病。

【来源】民间验方。

瓜皮汁

【配方】西瓜皮、冬瓜皮各15克,天花粉10克。

【用法】上药同入砂锅,加水适量,文火煎煮取汁去渣,口服,每日2~3次。

【功效】本方清热养阴润燥,主治口渴多饮、尿液混浊之糖尿病。

【来源】民间验方。

马齿苋汤

【配方】干马齿苋100克。

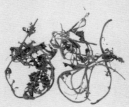

【用法】每日1剂,水煎2次,早晚分服。

【功效】本方适用于阴虚燥热型糖尿病,特别是对起病不久的患者疗效显著。

【来源】《浙江中医杂志》,1990(11)。

◦ 山药黄连汁

【配方】山药 30 克，黄连 10 克。

【用法】上药水煎，共 2 次，将 1、2 煎混匀，分早晚 2 次服用，每日 1 剂，连用 10 日。

【功效】本方清热祛湿、补益脾胃，主治糖尿病口渴、尿多、易饥。

【来源】民间验方。

食疗药方 >>>>>>>

◦ 枸杞鸡蛋糕

【配方】枸杞子 10 克，鸡蛋 2 个，味精、盐少许。

【用法】把蛋去壳打入碗内，放入洗净的枸杞子和适量的水及味精、盐少许，用力搅匀，隔水蒸熟。

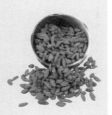

【功效】补肾滋阴，益肝明目。适用于肾阴虚为主的糖尿病。

【来源】民间验方。

◦ 玉竹粥

【配方】鲜玉竹、大米各适量。

【用法】将鲜玉竹洗净切碎，加大米煮成药粥，可常食用。

【功效】本方养阴、生津、止渴，主治糖尿病。
【来源】民间验方。

●枸杞百合粥

【配方】枸杞、百合、糯米各30克，红枣5枚。
【用法】百合用温水泡发，糯米、枸杞、红枣分别洗净，红枣去核切片；将上述材料下锅，加水，用小火煮熟，每日3次食之（以上为1日量），连服1个月为1个疗程。
【功效】养阴润燥，滋补肝肾，用于糖尿病人的饮食调养。
【来源】民间验方。

●药芪炖母鸡

【配方】生黄芪30克，山药30克，母鸡1只，料酒、酱油少许。
【用法】母鸡洗净，放入黄芪加酒及酱油，煮到八成烂，再放山药煮烂。去黄芪，吃山药和鸡肉。
【功效】补肾滋阴，益肝明目。适用于肾阴虚为主的糖尿病。
【来源】民间验方。

●芡实老鸭汤

【配方】老鸭1只，芡实100～200克。

【用法】老鸭去毛和内脏洗净，将芡实放入鸭腹中，置瓦罐内，加清水适量，文火煮2小时左右，加盐少许，调味服食。

【功效】主治精气亏耗、下元失固型糖尿病。

【来源】民间验方。

葛根粥

【配方】葛根30克，大米100克。

【用法】将葛根切片，加水磨成浆，沉淀，取其淀粉晒干，或用葛根磨成粉。大米淘净加适量水，武火煮沸后文火煮至半小时加葛根粉，煮至半烂成粥。每日1次。

【功效】消热生津，除烦止渴。适用于肺阴虚型糖尿病。

【来源】民间验方。

猪脾薏苡仁汤

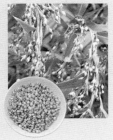

【配方】猪脾1具，薏苡仁30克。

【用法】猪脾、薏苡仁水煎，连药带汤全服，每日1次，10次即可见效。

【功效】主治糖尿病症见口渴多饮，大便燥结者。

【来源】民间验方。

病毒性肝炎

病毒性肝炎是由肝炎病毒引起的一种传染病，具有传染性较强、传播途径复杂、流行面广泛、发病率较高等特点。主要临床表现有乏力、肝区胀痛、肝肿大及伴有不同程度的肝功能损害，部分病人可有黄疸和发热。

中草药方 >>>>>>>

茵陈蒲公英煎

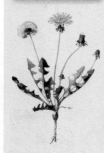

【配方】茵陈蒿 100 克，蒲公英 50 克，白糖 30 克。

【用法】茵陈蒿、蒲公英加水 500 毫升，煎取 400 毫升，加白糖。分 2 次服，每日 2 ~ 4 次。

【功效】清热解毒，利尿退黄。适用于急性黄疸型肝炎发热者。

【来源】民间验方。

【注意】慢性肝炎患者不宜用。

化瘀养肝蜜

【配方】山楂 250 克，丹参 500 克，枸杞子 250 克，蜂蜜、白糖各适量。

【用法】先将前 3 味药浸泡 2 小时，煎成药液，滤

去药渣。再把蜜、糖兑入砂锅内，以微火煮开30
分钟。待蜜汁与药液溶合成黏稠状时离火，冷却
后装入容器内密封保存。每日3次，每次1匙。

【功效】滋补肝肾，活血化瘀。适用于慢性肝炎。

【来源】民间验方。

●李子蜜茶

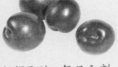

【配方】鲜李子100～150
克，绿茶2克，蜂蜜25克。

【用法】将鲜李子剖开后置
锅内，加水320毫升，煮沸
3次，再加茶叶与蜂蜜，沸后即起锅取汁。每日1剂，
分早、中、晚3次服用。

【功效】主治气滞血瘀型肝炎。

【来源】《饮茶的科学》。

●蒲公英甘草蜜茶

【配方】蒲公英20克，甘草3克，绿茶1克，蜂
蜜15克。

【用法】蒲公英、甘草加水500毫升，煮沸10分钟，
去渣，加入绿茶、蜂蜜即可，分3次温饮，每日
服1剂。

【功效】主治肝炎，可降低转氨酶。

【来源】民间验方。

●板蓝根大青茶

【配方】板蓝根30克，大青叶30克，茶叶15克。

【用法】3味加水煎煮取汁，每日服2次，连服2周。

【功效】主治湿热蕴结型肝炎，症见恶心呕吐、食欲缺乏、尿赤便结等。

【来源】民间验方。

●栀子茵陈酒

【配方】栀子、茵陈蒿各一束，白酒适量。

【用法】将2味以酒2碗，煎至1碗，三更时分服之。

【功效】主治病毒性肝炎，症见口渴便燥、恶心呕吐等症。

【来源】《普济方》。

【说明】忌油腻、生冷之物，忌与豆腐同服。

●金钱草茶

【配方】金钱草10克（鲜品），绿茶1克。

【用法】先鲜金钱草洗净晒干，切碎烘至极干，装入瓶中，拧紧瓶盖。欲饮时将金钱草、绿茶放入杯中，用沸水冲泡加盖5分钟即可饮用。饮时可略留余汁，再泡再饮，直至味淡为止。

【功效】主治慢性肝炎出现黄疸者。

【来源】民间验方。

● 茵陈药豆

【配方】黄豆1000克，茵陈蒿100克，丹参50克，冰糖200克。

【用法】将茵陈蒿、丹参加水煎汁2次，去药渣，将2次药液合一。把洗净的黄豆放入药液中，煮豆至熟透，加入冰糖，与豆拌匀，焖干药汁，起锅。将煮熟的豆倒在消毒好的细筛内，盖上干净纱布，令其自然晾干，装瓶备用。每日1～3次，每次20～50克，嚼食或开水泡后嚼食。

【功效】清湿热，解肝郁，补脾肾。适用于肝炎恢复期病人。

【来源】民间验方。

● 西瓜皮散

【配方】大蒜瓣250克（去皮），西瓜1个，砂仁30克。

【用法】将西瓜开一小盖，去瓜瓤，留瓜皮，再把砂仁、大蒜放入，用黄泥涂西瓜，如泥球，在日光下晒干，置木柴火炉上（忌用煤炭），徐徐烘干后去泥，研面装瓶内备用。每日早晚送服1.5克。

【功效】本方主治食欲缺乏、大便稀溏之病毒性肝炎。

【来源】民间验方。

食疗药方 >>>>>>>

●橘皮粥

【配方】干橘皮10克（鲜品30克），大米50～100克，生姜汁少许。

【用法】先将橘皮煎取药汁，去渣，加入大米煮粥。或将橘皮晒干，研为细末，每次用3～5克调入已煮沸的稀粥中，并加姜汁，再同煮为粥。

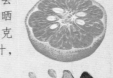

【功效】本方理气健脾，燥湿和中，适用于慢性肝炎。

【来源】民间验方。

●丹参黄精粥

【配方】丹参、黄精各50克，大米50～100克，冰糖适量。

【用法】先将丹参与黄精一同入水中煎煮约30分钟，去渣取汁，再将大米入煎汁之中熬粥，待粥将成时加冰糖调溶，继续用文火熬片刻即可。当早餐或晚餐食之。

【功效】主治病毒性肝炎，症见眩晕耳鸣、失眠多梦、心烦急躁等。

【来源】民间验方。

●茵陈粥

【配方】茵陈蒿 30 ~ 60 克，大米 50 ~ 100 克，白糖适量。

【用法】先将茵陈蒿洗干净，再入水中浓煎汁后去渣取汁，然后将大米入煎汁熬粥，粥成后加白糖调匀，略煮片刻即可，当早餐或晚餐食之。

【功效】主治病毒性肝炎，症见食欲缺乏、尿赤便结等。

【来源】民间验方。

●鲜芹蜜饮

【配方】鲜芹菜 100 ~ 150 克，蜂蜜适量。

【用法】芹菜洗净，捣烂取汁，加蜂蜜温服，每日 1 次，疗程不限。

【功效】主治病毒性肝炎。

【来源】民间验方。

●车前叶粥

【配方】鲜车前叶 30 克，红花 3 克，葱白 1 茎，大米 50 克。

【用法】将车前叶、葱白洗净，车前叶切碎，与红花同煮汁去渣，然后与大米煮粥，每日分 1 次或 2 次服。

【功效】活血化瘀，清肝明目。适用于慢性肝炎。

【来源】民间验方。

● 萝卜炒猪肝

【配方】猪肝 250 克，白萝卜 250 克，调料适量。

【用法】将猪肝、萝卜洗净切片。锅中加植物油适量，烧至八成热，先炒萝卜片至八成熟，加入盐稍搅拌，盛出备用。再用适量植物油，旺火爆炒猪肝 2 ~ 3 分钟，将萝卜倒入快速同炒 2 ~ 3 分钟，加入葱、盐、味精、淀粉等调料，最后淋香油少许。可分 3 ~ 4 次佐餐用。

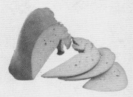

【功效】补肝清热，宽中下气。适用于慢性肝炎。

【来源】民间验方。

● 枸杞叶粥

【配方】鲜枸杞叶 100 克，大米 50 克。

【用法】先将鲜枸杞叶洗净，入锅中加水 600 毫升，煎 20 分钟，去渣留汁，入大米煮粥。每日早晚温热食。

【功效】主治肝肾阴虚型肝炎，症见眩晕耳鸣、失眠多梦、腰腿酸痛等。

【来源】《传信方》。

● 松萝乌鱼汤

【配方】松萝茶 9 克，黑矾 15 克，活乌鱼 1 尾（约 350 克），大蒜 8 瓣。

【用法】将乌鱼去鳞，破肚去肠，加入黑矾、茶，另将大蒜放入鱼腹内，放锅中蒸熟即可。令病人吃鱼，能连茶、蒜吃者更佳。

【功效】本方疏肝理气，对肝气郁滞型肝炎疗效显著。

【来源】民间验方。

●鲜萝卜汁

【配方】鲜胡萝卜250克。

【用法】将胡萝卜洗净，用绞汁机绞汁。每日1次，饮服。

【功效】解毒疏肝，利气散瘀。主治气滞血瘀型慢性肝炎。

【来源】民间验方。

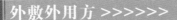

外敷外用方 >>>>>>>

●苦丁香末方

【配方】苦丁香、西瓜子各适量。

【用法】苦丁香焙黄研细末，备用，每10日用药1次，每次以苦丁香末0.1克，分3次吸入鼻内，每次间隔40分钟，3次吸完后，食用西瓜子150克。

【功效】主治急性黄疸型肝炎。

【来源】民间验方。

肝硬化

肝硬化是一种常见的慢性进行性肝病，是由一种或多种病因长期反复损伤肝细胞，引起肝脏弥漫性损害，使肝脏逐渐变形、质地变硬而形成的。肝硬化早期，胃肠道分泌和吸收机能下降，会有食欲缺乏、腹胀、恶心、呕吐、大便秘结或泄泻等表现。此病后期会出现腹部膨胀、腹壁静脉怒张、下肢浮肿、腹水等症状。

中草药方 >>>>>>

●陈皮柚汁饮

【配方】柚子1个，陈皮9克，红糖适量。

【用法】柚子去皮核绞汁，陈皮洗净，加红糖兑水同煎饮服。每日1剂。

【功效】补中缓肝，理气消食，活血化瘀。适用于肝硬化脘闷痞满、食少口臭者。

【来源】民间验方。

【注意】凡内热者红糖宜少放，或改用白糖。

●冬瓜皮姜汤

【配方】冬瓜皮15～30克，生姜片20克。

【用法】将冬瓜皮、生姜片洗净，加适量水煎煮。

当汤饮用。

【功效】主治肝硬化。

【来源】《17种顽固病的食疗名方》。

● 李子蜜茶

【配方】鲜李子100克，蜂蜜25克，绿茶2克。

【用法】鲜李子剖开，加水1杯煮沸3分钟，加入绿茶、蜂蜜即可。每日1剂，分早、中、晚3次饮服。

【功效】舒肝止痛，健脾生津，消食利水。适用于肝硬化脘闷厌食、肝区隐痛、口渴乏力者。

【来源】民间验方。

【注意】饮茶弃李子，因多食李子易伤脾胃，致腹泻。

食疗药方 >>>>>>>

● 药桂甲鱼汤

【配方】山药片30克，龙眼肉20克，甲鱼1只（约500克）。

【用法】将甲鱼杀死，洗净去杂肠，与山药、龙眼入锅。加水1000毫升，清炖至烂熟，待食。每日早晚，温热吃肉喝汤。

【功效】本方具有滋补肝肾、软坚散结之功，主治肝硬化。

【来源】《饮食疗法》。

● 棉花根蒸猪肉

【配方】棉花根 100 克，猪瘦肉 200 克。

【用法】将棉花根刮去黑皮，用瓦焙干研末；猪肉切片，用药末 6 克，与猪肉片拌匀，放碗中隔水蒸熟。每日 1 次，连服 3 次，隔 10 日后，再连服 3 日，可服 9 次。

【功效】主治肝硬化。

【来源】《17 种顽固病的食疗名方》。

● 槟榔炖甲鱼

【配方】甲鱼 1 只，大蒜 10 瓣，槟榔 120 克。

【用法】甲鱼、大蒜、槟榔均洗净用清水炖熟，去槟榔，少加盐或不加盐（视病情而定）服食。连食数只。

【功效】消食逐水，滋阴散结，补气助阳，杀虫化滞。可治肝硬化腹水、肝脾肿大。

【来源】民间验方。

● 瓜豆鲫鱼汤

【配方】活鲫鱼 1 尾，冬瓜 1 个，赤小豆 30 克，姜、葱、黄酒各适量。

【用法】鲫鱼去肠不去鳞，冬瓜切开一头，去内瓤及子，将鲫鱼放入，略加姜、葱、黄酒，再加入赤豆，用切开之"盖"盖好，以竹签钉牢，放入砂锅，加水炖 3～5 小时，喝汤，吃鱼及瓜，最好淡吃，或略加糖醋，每日 1 剂，连吃或隔日吃 1 剂，7 剂为 1 疗程。

【功效】主治肝硬化。
【来源】民间验方。

●枸杞荷包蛋

【配方】枸杞子 30 克，红枣 10 个，鸡蛋 2 个。
【用法】将枸杞子、红枣加水适量，文火炖 1 小时，将鸡蛋敲开放入，候片刻使成荷包蛋。每日 2 次，吃蛋喝汤。

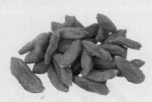

【功效】主治肝硬化。
【来源】《中国食疗学》。

外敷外用方 >>>>>>>

●葱白合剂

【配方】新鲜葱白 10 根，芒硝 10 克。
【用法】上药共捣成泥，敷患者腹部神阙穴，上盖塑料薄膜及纱布，用橡皮膏固定，以防药液外流或敷药脱落。每天 1 次。
【功效】此方曾治疗肝硬化腹水 42 例，其中 14 例腹胀消失，尿量明显增加；26 例自觉腹胀减轻，尿量增加；2 例无效。
【来源】《浙江中医杂志》，1987（11）。

冠心病

冠心病即冠状动脉粥样硬化使血管腔狭窄，导致心肌缺血、缺氧而引起的心脏病，最常见的两种类型为心绞痛和心肌梗死，以心前区疼痛为典型症状，常发生于劳累或情绪激动时。常见致病因素有高血压、高脂血症、肥胖、吸烟、遗传、饮食不当等。

中草药方 >>>>>>

●丹参茶

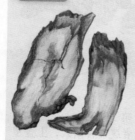

【配方】丹参9克，绿茶3克。

【用法】将丹参制成粗末，与茶叶以沸水冲泡10分钟。每日1剂，不拘时饮服。

【功效】主治冠心病，阵发性胸刺痛，胸闷气短等。

【来源】《验方》。

●绿豆椒汤

【配方】绿豆20粒，胡椒10粒，白汤适量。

【用法】绿豆、胡椒共同研碎为末，用白汤调和服下。

【功效】温中散寒。主治心绞痛。

【来源】民间验方。

食疗药方 >>>>>>

●淡菜冬瓜汤

【配方】淡菜 30 克，冬瓜 250 克，盐、味精各适量。

【用法】淡菜洗净，冬瓜洗净切块，二者同煮汤，加入少许盐、味精，1 日分几次喝尽。

【功效】本方具有降脂、降压、利水之功，主治冠心病。

【来源】民间验方。

【说明】淡菜性温味甘咸，功能降血脂、降血压。冬瓜性微寒味甘淡，功能利水解毒、清热消痰，且含钠量较低，是冠心病的食疗佳蔬。

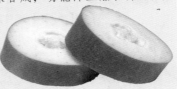

●桃仁粥

【配方】桃仁 10 克，大米 50 克。

【用法】先把桃仁洗净，捣烂如泥，用布包，入大米，加水同煮为粥，少加糖调味。食粥，顿服，每日 1 料。

【功效】本方活血通经、祛瘀止痛，适用于冠心病、心绞痛、心肌梗死恢复期病人。

【来源】民间验方。

【说明】桃仁性平味甘苦，功能破血行瘀、润肠。大米性平味甘，功能益气和胃。

● 香蕉糯米粥

【配方】香蕉 3 只，冰糖 60 克，糯米 60 克。

【用法】糯米淘洗干净，入锅加清水适量烧开，文火煎煮待米熟时，加入去皮、切块的香蕉和冰糖，熬成稀粥。每日 1 次，连续服用。

【功效】防治冠心病。

【来源】民间验方。

● 海参红枣汤

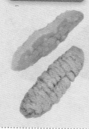

【配方】泡发海参 40 克，红枣 5 枚，冰糖适量。

【用法】先将海参煮烂，再加入红枣、冰糖，炖煮 15 ～ 20 分钟。每日早晨空腹服食。

【功效】主治气阴两虚型冠心病。

【来源】民间验方。

外敷外用方 >>>>>>

● 敷脐部方

【配方】檀香、细辛各等份。

【用法】将上 2 味研粉，用酒调成糊状敷在脐部。

【功效】主治冠心病、心绞痛。

【来源】民间验方。

感冒

感冒俗称"伤风"，由病毒或细菌感染引起，是最常见的疾病之一。

感冒的症状为发热、头痛、鼻塞、流涕、咳嗽、打喷嚏、咽部干痒作痛等，伴有四肢倦怠、肌肉酸痛、胸部憋闷、咽痛或有异物感。

中草药方 >>>>>>

薄荷姜汁茶

【配方】细茶叶6克，薄荷叶3克，生姜汁半匙，白糖半匙。

【用法】先用开水大半碗，泡薄荷叶、茶叶，再放入姜汁、白糖和匀。每日1～2次，连服3日。

【功效】本方有辛温解表之功效，主治风寒感冒。

【来源】民间验方。

绿豆茶饮

【配方】绿茶5克（布包），绿豆20克。

【用法】上2味加水300毫升，文火煮至150毫升，去茶叶包，一次或几次服。

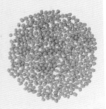

【功效】主治风热感冒。

【来源】民间验方。

●芝麻姜茶

【配方】生芝麻30克，茶叶5克，生姜5克。

【用法】生芝麻嚼食，生姜茶叶煎汤冲服，盖被取微汗。

【功效】主治感冒初起。

【来源】民间验方。

●银花山楂饮

【配方】金银花30克，山楂10克，蜂蜜250克。

【用法】将金银花、山楂放入锅内，加清水适量，用武火烧沸3分钟后，将药汁滗入盆内，再加清水煎熬3分钟，滗出药汁。将两次药汁一起放入锅内，烧沸后，加蜂蜜，搅匀即成。可代茶饮。

【功效】辛凉解表。主治外感风热型感冒。

【来源】民间验方。

●甘草栝楼酒

【配方】生甘草30克，生姜4片，栝楼（去子，置于碗内）1颗。

【用法】先将生姜、甘草用酒2大杯煎取6成，去渣，趁热入装有栝楼的碗中，绞取汁，候温，分2次服。

【功效】辛凉解表，主治风热感冒。

【来源】民间验方。

食疗药方 >>>>>>

● 薄荷粥

【配方】薄荷鲜品 30 克（干品 10 克），大米 30 克。

【用法】薄荷加水稍煎取汁，去渣后约留汁 150 毫升。大米加水 300 毫升，煮成稀粥。加入薄荷汁 75 毫升，再稍煮热。加入冰糖少许，调化即可食用。每日早晚食用 2 次，温热食佳。

【功效】疏风解热，清利咽喉。主治风热感冒。

【来源】民间验方。

【注意】薄荷粥性凉，脾胃虚寒者少食；因含挥发油，故不宜久煮；可发汗，故表虚多汗者慎用；煮本粥不宜选糯米，以免滋腻。

● 葱豉豆腐汤

【配方】豆腐 250 克，淡豆豉 12 克，葱白 15 克，调料适量。

【用法】先将豆腐切成小块，放入锅中略煎，后入淡豆豉，加水 1 碗煎取大半碗，再入葱白、调料，煎滚即可。趁热服，盖被取汗，每日 1 剂，连服 4～5 日。

【功效】防治流行性感冒。

【来源】民间验方。

● 姜酒煮草鱼

【配方】草鱼肉片 150 克, 米酒 100 毫升, 生姜片 25 克。

【用法】以水半碗, 煮开后加入上 3 味。以盐少许调味, 趁热吃, 盖被取汗, 每日 2 次。

【功效】主治感冒怕冷。

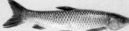

【来源】民间验方。

● 藿佩冬瓜汤

【配方】鲜藿香、鲜佩兰各 5 克, 冬瓜 500 克 (去皮、子)。

【用法】先将藿香、佩兰煎煮, 取药汁约 1000 克, 再加入冬瓜及盐适量, 一起煮汤食用。

【功效】消暑祛湿。主治暑湿型感冒。

【来源】民间验方。

● 薏米小豆粥

【配方】薏米 30 克, 赤小豆 30 克, 大米 50 克。

【用法】将薏米洗净晒干, 碾成细粉, 赤小豆先煮熟, 然后加大米, 放水 500 毫升左右煮粥, 将熟时和入薏米米粉。每日早晚餐顿服, 10 日为 1 疗程。

【功效】清热利湿。主治暑湿型感冒。

【来源】民间验方。

咳嗽

咳嗽是肺系疾患的一个常见症状。

在临床上，许多呼吸系统的疾病都伴有咳嗽，如感冒、急、慢性支气管炎、支气管哮喘，支气管扩张，各种类型的肺炎等。

中草药方 >>>>>>

● 麦竹汁

【配方】新鲜麦竹适量。

【用法】将麦竹2节之间约30厘米的部分砍下，一头用火烤，另一头就会流出澄清的水来，以杯子接住此水，每日早、晚及饭前饮用。

【功效】治疗久咳。

【来源】民间验方。

● 梨豆蜜

【配方】大雪梨4个，老姜120克，蜂蜜120克，黑豆500克。

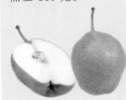

【用法】梨、老姜同捣取汁，豆研末，同和匀，7蒸7晒，不拘时服。

【功效】主治久咳不愈，伴头晕乏力、肢体沉重等。

【来源】民间验方。

芝麻生姜栝楼方

【配方】黑芝麻50克，生姜30克，栝楼1颗。

【用法】上3味共捣为糊，水煎服取汗。

【功效】主治咳嗽。

【来源】民间验方。

桃仁止咳方

【配方】桃仁200克，白酒2500毫升。

【用法】桃仁煮至外皮微皱后捞出，浸入凉水搓去皮尖，晒干，装袋入酒中浸1周，每日服1次，每次1小杯。

【功效】主治暴咳难止。

【来源】民间验方。

食疗药方 >>>>>>

百合杏仁粥

【配方】鲜百合50克，杏仁12克，大米50克。

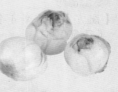

【用法】大米洗净加水煮沸后，入百合、杏仁共煮，粥成后加入冰糖适量。分次服用。

【功效】润肺清热，化痰止咳。主治肺燥咳嗽。

【来源】民间验方。

● 虫草鹌鹑汤

【配方】虫草 8 克，鹌鹑 4 只，鸡汤 300 克，姜、葱、盐、胡椒粉各适量。

【用法】虫草温水洗净，鹌鹑洗净后沥水。在每只鹌鹑腹内加入虫草 2～3 条，然后放入碗内，加鸡汤及调料，上锅蒸熟。分顿食用。

【功效】本方温补脾肾，治疗咳嗽反复难愈，伴痰清稀、心悸、畏寒等。

【来源】民间验方。

● 梨橘银耳羹

【配方】银耳 60 克，梨 100 克，鲜橘 100 克。

【用法】银耳洗净，加水用文火煮熟。将梨切成小块，橘子切小块，加入银耳汤中，煮沸后加冰糖适量。分顿服用。

【功效】本方滋阴清热、化痰止咳，主治阴虚咳嗽。

【来源】民间验方。

● 清肺八宝羹

【配方】薏苡仁、山药、百合、鲜藕、松子仁、麦冬、石斛各 30 克，红枣 7 枚，白糖适量。

【用法】麦冬、石斛加水 500 毫升煎汁去渣。加入薏苡仁、山药、百合、鲜藕、松子仁、红枣共煮熟。熟后加入白糖适量。分顿服用。

【功效】养阴润肺，化痰止咳。主治肺燥咳嗽。

【来源】民间验方。

●天冬粥

【配方】天冬 20 克，大米 100 克。

【用法】天冬洗净煎汁去渣，后加大米煮粥，粥成后加入冰糖适量。分次服用。

【功效】养阴润肺化痰。主治肺阴虚、干咳少痰、午后潮热、盗汗消瘦等。

【来源】民间验方。

●生姜炒蛋

【配方】生姜 10 克，鸡蛋 1 个。

【用法】鸡蛋打碎，生姜切细末，放鸡蛋中搅匀，炒热吃，每日 2 次。

【功效】主治风寒咳嗽。

【来源】民间验方。

●柠檬叶猪肺汤

【配方】柠檬叶 15 克，猪肺 500 克，葱、姜、盐、味精各适量。

【用法】将猪肺洗净切块，加适量水煮沸，再加入
柠檬叶及调料煨汤。分顿食用。

【功效】本方温阳补虚、化痰止咳，适用于咳嗽反
复难愈、痰清稀、头晕乏力等者。

【来源】民间验方。

鱼腥草拌莴笋

【配方】鲜鱼腥草 100 克，莴笋 500 克，生姜 6 克。
葱、蒜、酱油、醋、味精、香油各适量。

【用法】鱼腥草洗净，用沸水略焯后捞出。鲜莴笋去
皮切丝，用盐腌渍沥水待用。姜、葱、蒜切末。上述
数味放入盘内，加入酱油、味精、香油、醋拌匀后食用。

【功效】清热止咳，用于咳
嗽，伴见身热、面赤、口
干等。

【来源】民间验方。

外敷外用方 >>>>>>>

大蒜敷贴方

【配方】大蒜适量。

【用法】大蒜捣泥，晚间敷双足涌泉穴，以伤湿止
痛膏固定，第二天早晨去除。连敷 4～5 次。

【功效】主治咳嗽。

【来源】民间验方。

肺炎

肺炎是多种原因引起的肺实质炎症的统称，最常见、症状最典型的为细菌性肺炎，约占全部肺炎患者的80%。细菌性肺炎好发于冬春季节，临床表现为突然高热、恶寒或寒战、咳嗽、胸痛、咳黄脓痰或铁锈色痰、呼吸急促等，是一种急性感染性疾病。

中草药方 >>>>>>

●柿叶茶

【配方】绿茶2克，柿叶10克。
【用法】9～10月采柿叶4000克，切碎，蒸30分钟，烘干后备用，再次按上述剂量，加开水400～500毫升，浸泡5分钟。分3次，饭后温服，每日服1剂。
【功效】主治肺炎。
【来源】民间验方。

●鳗鱼油

【配方】大鳗鱼数尾，盐适量。

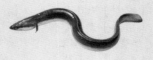

【用法】大鳗鱼用清水洗净，先将水烧开，再将活鳗投入，加盖煮2～3小时，鳗油即浮于水面。

取油加盐少许,每次吃半匙,一天吃 2 次,饭后服用。

【功效】主治慢性肺炎。

【来源】民间验方。

食疗药方 >>>>>>

●桑白皮粥

【配方】桑白皮 15 克,大米 50 克,冰糖适量。

【用法】桑白皮入锅,加水 200 毫升,煎至 100 毫升,去渣,入大米,加冰糖,再加水 400 毫升煮成粥。每日 2 次,温服。

【功效】本方具有清泻肺热之功效,适用于高热不退、口干咽燥之肺炎。

【来源】民间验方。

●鱼腥草拌莴笋

【配方】鲜鱼腥草 50 克,莴笋 250 克,盐、酱油、醋、味精、香油各适量。

【用法】鱼腥草去杂质洗净,沸水略焯捞出,加盐腌渍备用。莴笋去皮洗净,切成粗丝,加盐渍,沥出水,与鱼腥草同入盘,拌调味品即成。佐餐。

【功效】本方清热解毒、止咳化痰,适用于高热不退、咳嗽之肺炎。

【来源】民间验方。

支气管炎

　　支气管炎是发生在气管、支气管黏膜及其周围组织的炎症，可分为急性和慢性两类，一般是由感染病毒、细菌或因过敏、大气污染、气候变化、吸烟等物理、化学刺激所致。

中草药方 >>>>>>

● 柿蒂茶

【配方】柿蒂 3～5 枚，冰糖适量。

【用法】柿蒂、冰糖同放入茶杯中，沸水冲泡，代茶饮。

【功效】主治慢性支气管炎。

【来源】民间验方。

● 葱枣茶饮

【配方】葱须 25 克，红枣 25 克，甘草 5 克，绿茶 1 克。

【用法】后 2 味加水 400 毫升先煎 15 分钟，再加入葱须、绿茶煎 1 分钟即可。

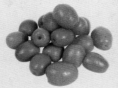

分 3～6 次温饮，每日 1 剂。

【功效】本方具有温肺化痰之功，对咳嗽痰多、形体消瘦之支气管炎颇具疗效。

【来源】民间验方。

●灵芝泡酒

【配方】灵芝 30 克，白酒 500 毫升。

【用法】将灵芝放酒中浸泡 15 日，每日摇动数次。每次服 10 毫升，每日 2 次。

【功效】慢性支气管炎。

【来源】民间验方。

●西洋参酒

【配方】西洋参 30 克，米酒 500 毫升。

【用法】将西洋参装入净瓶内，用酒浸之，7 日后即可取用。每次空腹饮 1 小杯，每日 2 次。

【功效】主治肺阴虚型慢性支气管炎。

【来源】民间验方。

●南瓜汁

【配方】南瓜蓬茎适量。

【用法】秋季南瓜败蓬时离根 2 尺剪断，把南瓜蓬茎插入干净的玻璃瓶中，任茎中汁液流入瓶内，从傍晚到第二天早晨可收取自然汁 1 大瓶，隔水蒸过，每次服 30 ~ 50 毫升，一日 2 次。

【功效】主治慢性支气管炎，症见咳痰黏稠、咳出不爽、舌干舌红等。

【来源】民间验方。

•百部酒

【配方】百部根、酒各适量。

【用法】百部根切碎稍炒，入酒中浸泡7天。口服，每日2~3杯，每日1次。

【功效】主治慢性支气管炎。

【来源】《本草纲目》。

•川贝茶

【配方】川贝母10克，茶叶3克，冰糖15克。

【用法】诸物共研细末，早晚2次开水冲服。

【功效】主治慢性支气管炎。

【来源】民间验方。

食疗药方 >>>>>>

•赤小豆百合粥

【配方】赤小豆60克，百合10克，杏仁6克，白糖适量。

【用法】先以水煮赤小豆做粥，至半熟时放百合、杏仁同煮至粥成。加糖，当早餐食之。

【功效】本方具有润肺止咳、祛痰利湿的作用，用于肺阴虚型支气管炎。

【来源】民间验方。

●陈皮粥

【配方】陈皮 10 ~ 15 克，大米 50 克。

【用法】陈皮加水 200 毫升，煎至 100 毫升，去渣。入大米 50 克，再加水 400 毫升，煮成稀粥。每日早晚各服 1 次。

【功效】本方具有健脾燥湿化痰之功效，主治脾虚痰盛型支气管炎。

【来源】民间验方。

●芥菜粥

【配方】鲜芥菜 60 克，大米 100 克。

【用法】将芥菜洗净切碎，与大米一起放入锅中，加水 500 ~ 800 毫升，煮粥。每日早晚各服 1 次。

【功效】解表宣肺，化痰止咳。主治急性支气管炎。

【来源】民间验方。

●杏仁奶粥

【配方】杏仁 20 枚，牛奶 500 毫升，桑白皮 30 克，干姜 5 克，红枣 5 枚，大米 50 克。

【用法】杏仁去皮尖研细，放入牛奶中略浸，绞去滓。将余药煎 20 分钟，去渣取汁。将大米加入药汁中煮粥，再加入杏仁牛乳，再煮沸。不计时服之。

【功效】本方补益肺脾、止咳平喘，主治慢性支气管炎。

【来源】民间验方。

●莲子百合煲瘦肉

【配方】莲子 50 克，百合 30 克，猪瘦肉 200 克。

【用法】诸物加适量水，煲 1.5 小时，可做早餐食之。

【功效】本方有养神、益气、固肾之功，用于脾气虚

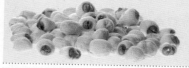

型支气管炎，症见
痰量较多、胸闷气
喘、上腹胀满等。

【来源】民间验方。

●蜜饯双仁

【配方】南杏仁 250 克，核桃仁 250 克（切碎），蜂蜜 500 克，白糖适量。

【用法】前 2 味加蜂蜜、白糖，熬煮后放入罐内，每日吃 1～2 汤匙。

【功效】本方补肾益肺、止咳平喘，适用于肾气不足型支气管炎。

【来源】民间验方。

●雪梨蜂蜜方

【配方】雪梨 2～3 个，蜂蜜 60 克。

【用法】雪梨挖洞去核，装入蜂蜜盖严，蒸熟，睡前食用。每日 1 次，连服 20～30 日。

【功效】主治慢性支气管炎。

【来源】民间验方。

● 枇杷叶粥

【配方】枇杷叶 10 ~ 15 克，大米 50 克。

【用法】将枇杷叶切碎，用纱布包好，放入锅中。加水 200 毫升，煎至 100 毫升，去渣取汁。入大米，加水 500 毫升煮粥。每日早晚各服 1 次。

【功效】清热化痰，降气止咳。主治急性支气管炎，症见咳嗽、发热、头痛等。

【来源】民间验方。

● 归姜羊肉汤

【配方】当归、生姜（布包）各 15 克，山药 50 克，羊肉 100 克，盐少许。

【用法】5 味共放瓦锅内，加水适量，同煮至烂熟，用盐调味，吃肉喝汤。每日 1 次，连服 5 ~ 7 日。

【功效】主治慢性支气管炎，症见咳嗽多痰、面色萎黄。

【来源】《养生益寿百科辞典》。

● 五味子泡蛋

【配方】五味子 250 克，鸡蛋 10 个。

【用法】先将五味子煮汁，冷却后浸泡鸡蛋 6 ~ 7 日，每日吃 1 个，沸水冲服，冬至后开始服用。

【功效】本方用于肾虚型支气管炎，症见咳喘气急、腰酸耳鸣、发脱齿落等。

【来源】民间验方。

肺结核

　　肺结核是由结核分枝杆菌引起的一种慢性传染病，常见于营养不良、过度劳累、病后等抵抗力下降的人群。
　　本病中医称之为"肺痨"，它的主要症状是咳嗽、咯血、胸痛、午后潮热、盗汗、消瘦、食欲缺乏等。

中草药方 >>>>>>

●百合汁

【配方】新鲜百合适量。

【用法】将新鲜百合捣烂，加水滤汁，煮沸，待凉后慢饮之。

【功效】本方适用于肺结核痰中带血者。

【来源】民间验方。

【说明】如用野百合，味道较苦，但功效更大。

●二鲜饮

【配方】鲜茅根 150 克，鲜藕 200 克。

【用法】茅根、藕洗净切碎，加水 600 毫升煎汁代茶，频饮。

【功效】本方具有滋阴降火、止血之功效，主治阴虚火旺型肺结核。

【来源】民间验方。

● 杏参贝母饮

【配方】杏仁 12 克，沙参 12 克，川贝母 6 克，冰糖 15 克，鸡蛋 1 个。

【用法】前 4 物共研细末，每次 3 克，加鸡蛋，开水冲服，每日 2 次。

【功效】本方具有滋阴润肺之功效，主治肺阴虚型肺结核，症见干咳少痰、胸闷隐痛、倦怠无力等。

【来源】民间验方。

● 橄榄胖大海茶

【配方】绿茶 1 克，胖大海 8 克，橄榄 5 克，蜂蜜 25 克。

【用法】胖大海、橄榄加水 600 毫升，煮沸 5 分钟，去渣，加入绿茶、蜂蜜即可。分 3 次，饭后服，日服 1 剂。

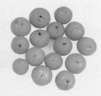

【功效】主治脾肾两虚型肺结核，症见面色苍白、手足不温、食少便溏、气短乏力等。

【来源】民间验方。

● 蛋油胶囊

【配方】鸡蛋壳 5 个，鸡蛋黄 5 个。

【用法】鸡蛋壳研细，加入鸡蛋黄，搅和后置搪瓷容器内，于炭火上炒拌至焦黑色（即有褐色油渗出），将油盛在盖碗内备用。每次饭前 1 小时服 35 滴，或盛入胶囊内，每次服 2 个胶囊，1 日 3 次。

【功效】本方具有滋养肺肾之功效，主治肺结核。

【来源】民间验方。

食疗药方 >>>>>>

●珠玉二宝粥

【配方】生山药 60 克，薏苡仁 60 克，柿霜饼 25 克。

【用法】先将山药、薏苡仁共捣烂，煮至烂熟，调入柿霜饼，温热服用。每日 1 次，30 日为 1 疗程。

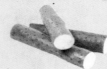

【功效】本方具有益气养阴、退虚热、止痨嗽之功效，主治肺结核。

【来源】民间验方。

●贝梨猪肺方

【配方】川贝母 10 克，梨 2 个，猪肺 250 克。

【用法】先将梨削去外皮，切成数块，猪肺切成片状，用手挤去泡沫，与川贝母一起放入砂锅内，加冰糖少许，清水适量，慢火熬煮 3 小时后服食。

【功效】主治肺阴虚型肺结核，症见痰中带血、胸闷隐痛、饮食减少、倦怠无力等。

【来源】民间验方。

哮喘

哮喘是一种气道的慢性炎症性疾病。这种炎症使易感者的气管及支气管对各种刺激物的反应性增高，引起气管狭窄。临床表现为反复发作性的喘息、呼吸困难，伴有喘鸣音，不能平卧，痰不易咯出，口唇发紫，甚或手足冰凉、恶心、呕吐等症状，一般夜间加重。

中草药方 >>>>>>>

●核桃人参汤

【配方】核桃仁 20 克，人参 6 克，姜 3 片。

【用法】上 3 味入砂锅内，加水 500 毫升，煎至 300 毫升，去渣服汁。每晚临睡前温热服。

【功效】本方补肾纳气、敛肺定喘，主治喘嗽气短、自汗形寒、腰酸膝软等。

【来源】民间验方。

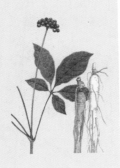

●荔枝红茶饮

【配方】红茶 1 克，荔枝干肉 25 克（或鲜品 50 克）。

【用法】上 2 味加开水 300 毫升，泡 5 分钟，分 3 次服，每日 1 剂。

【功效】本方祛痰降气平喘，适用于素有痰湿之哮喘发作者。

【来源】民间验方。

●萝卜子丸

【配方】白萝卜子120克，生姜汁适量。

【用法】白萝卜子洗净,在锅内蒸熟晒干,研成细末。加入生姜汁调匀,制丸如绿豆大。每次服10丸,早、中、晚各服1次。

【功效】本方有散寒定喘之功效，主治哮喘发作兼见畏风寒、鼻塞流清涕等。

【来源】民间验方。

●款冬花茶

【配方】茶叶、款冬花各6克。

【用法】沸水冲泡，代茶饮。

【功效】主治哮喘。

【来源】民间验方。

●冬瓜子白果汤

【配方】冬瓜子15克，白果仁12克，麻黄2克，白糖或蜂蜜适量。

【用法】麻黄、冬瓜子用纱布包，与白果仁一起用文火煮30分钟，加白糖或蜂蜜，连汤服食。

【功效】本方具有清肺平喘之功效，适用于哮喘发作。

【来源】民间验方。

食疗药方 >>>>>>

●猪肺防喘汤

【配方】冬虫夏草 10 克，黄芪 12 克，红枣 10 枚，猪肺 1 具。

【用法】猪肺洗净，与诸药清水炖烂即成。饮汤食肺，1 周 1 次。

【功效】本方具有益气健脾保肺之功效，主治哮喘缓解期之咳喘短气、自汗畏风等。

【来源】民间验方。

●丝瓜鸡汤

【配方】嫩丝瓜 3 条，鸡肉 200 克，盐、味精等调料各适量。

【用法】丝瓜切薄片，与鸡肉共煲 1 小时，入调料。佐餐食用，每日 1 次，5 日为 1 疗程。

【功效】本方清热化痰、止咳平喘，适用于哮喘发作，兼见发热头痛、呼吸急促者。

【来源】民间验方。

●萝卜荸荠猪肺汤

【配方】白萝卜150克，荸荠50克，猪肺75克。

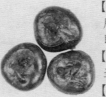

【用法】白萝卜切块，荸荠、猪肺切片。3味加水及作料共煮熟，即可食用。

【功效】清热化痰，下气宽中。适用于痰热引起的哮喘症。

【来源】民间验方。

●醋煮鸡蛋

【配方】鸡蛋1个，米醋适量。

【用法】醋煮鸡蛋，蛋熟后去壳，再煮5分钟。食蛋，每次1个，每日2次。

【功效】主治季节性哮喘。

【来源】民间验方。

●核桃芡实粥

【配方】芡实100克，核桃仁20克，红枣20枚。

【用法】将芡实、核桃仁打碎，红枣泡后去核，同入砂锅内，加水500毫升煮20分钟成粥。每日早晚服食。

【功效】本方补肾纳气、敛肺定喘，主治肺肾两虚型哮喘。

【来源】民间验方。

● 萝卜杏仁牛肺汤

【配方】萝卜 500 克，苦杏仁 10 克，牛肺 250 克。

【用法】3 物同放锅内炖至烂熟，调味服食。每日或隔日 1 次，连服 30 日。

【功效】本方清热平喘，适用于咳喘痰黄、口渴喜冷饮者。

【来源】民间验方。

● 杏仁粥

【配方】苦杏仁 10 克，大米 50 克。

【用法】苦杏仁去皮、尖，捣成泥，加水 200 毫升，煎 10 分钟，去渣取汁备用。放米入锅，加水 500 毫升煮粥，再兑入杏仁汁，煮 2～3 沸即可。每日早、晚服，5～7 日为 1 疗程。

【功效】本方宣肺化痰、定喘止咳，适用于哮喘发作。

【来源】民间验方。

● 凉拌三鲜

【配方】竹笋 30 克，荸荠 40 克，海蜇 50 克。

【用法】先将竹笋切片，以沸水焯后淋干。将荸荠洗净切片。泡发好的海蜇洗净切丝，用热水焯一下即可。上述 3 物加作料凉拌，即可食用。

【功效】清热化痰，顺气止哮。

【来源】民间验方。

外敷外用方 >>>>>>

● 巴豆塞鼻方

【配方】巴豆 2 粒，陈皮适量。

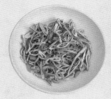

【用法】巴豆去油，炒热，和姜汁做成圆柱状，纱布包卷，在陈皮水中浸泡 10 分钟，塞入鼻腔，15 分钟后取出。

【功效】主治喘急痰多。

【来源】民间验方。

● 姜蒜包擦背方

【配方】生姜 50 克，大蒜 60 克。

【用法】姜、蒜共捣烂，布包，擦背，以热为度。

【功效】主治哮喘。

【来源】民间验方。

● 哮喘贴脐方

【配方】麻黄、吴茱萸、白芥子各等份，姜汁少许。

【用法】前 3 味共研细末，加姜汁共搅成糊状备用。用时将药塞入患者脐孔内，压紧按平，外以胶布固定，2 日换药 1 次。

【功效】治疗寒性哮喘。

【来源】《四川中医》，1991（3）。

胃痛

胃痛又称胃脘痛，是以上腹胃脘部近心窝处经常发生疼痛为主症的疾患，俗称"心口疼"。主要是由于受凉、饮食不节、情志刺激、精神紧张、劳累等因素所致。常见于急、慢性胃炎，胃及十二指肠溃疡，胃癌，胃神经症等疾病。

中草药方 >>>>>>>

●茴香橘楂方

【配方】小茴香、橘核、山楂肉等份，黄酒适量。

【用法】前3味各炒研为细末，混合。每次6克，每日2～3次，以温黄酒送下。

【功效】主治胃痛。

【来源】民间验方。

●土豆蜜

【配方】土豆100克，蜂蜜适量。

【用法】土豆捣烂，煎煮浓缩，加入蜂蜜再煎至黏稠。待冷可食。

【功效】主治阴虚胃痛。

【来源】民间验方。

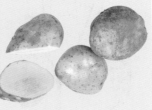

食疗药方 >>>>>>

●煎羊心

【配方】羊心1个，白胡椒20粒，香油适量。

【用法】羊心洗净钻小洞，纳入白胡椒。羊心放入平底锅中，用香油煎，煎到里外皆熟即可。睡前食用。

【功效】主治寒性胃痛。

【来源】民间验方。

外敷外用方 >>>>>>

●归参敷贴方

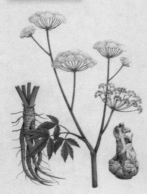

【配方】当归30克，丹参20克，乳香、没药各15克，姜汁适量。

【用法】将上药前4味粉碎为末后，加姜汁调成糊状。取药糊分别涂敷于上脘、中脘、足三里穴处，1日3～5次。

【功效】主治胃痛。

【来源】民间验方。

慢性胃炎是一种胃黏膜的慢性炎症，病程迁延，疼痛发作无规律，食后尤甚。部分患者可无任何临床表现，但大多数可有程度不同的消化不良症状，特别是胆汁反流存在时，常表现为脘腹胀满不适，并伴有泛酸、呕吐、恶心等症。

慢性胃炎

中草药方 >>>>>>

●麦冬茶

【配方】麦冬、党参、北沙参、玉竹、天花粉各9克。

【用法】上药共研成粗末，开水冲泡代茶饮，每服1剂，每日1次。

【功效】本方具有疏肝、养阴、清热之功效，主治胃热阴虚型胃炎。

【来源】《中国食疗学》

●健胃药茶

【配方】徐长卿4克，麦冬、青橘叶、白芍各3克，生甘草2克，绿茶、玫瑰花各1.5克。

【用法】上药共研细末，开水冲泡代茶饮。每日1剂，3月为1疗程。

【功效】主治慢性胃炎。

【来源】民间验方。

● 芫荽汁酒

【配方】芫荽 1000 克，葡萄酒 500 毫升。

【用法】将芫荽浸入酒中，3 日后，去芫荽饮酒。

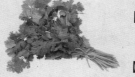

疼时服 15 毫升。

【功效】本方健脾益气、温中和胃，主治脾胃虚寒型胃痛。

【来源】民间验方。

● 海蜇红枣膏

【配方】海蜇 500 克，红枣 500 克，红糖 250 克。

【用法】将海蜇、红枣洗净，加红糖水共煎成膏状。每次服 1 匙，每日 2 次。

【功效】主治慢性胃炎。

【来源】《养生益寿百科辞典》。

● 红糖芝麻泥

【配方】红糖 500 克，黑芝麻 250 克，九制陈皮 2 袋。

【用法】红糖、黑芝麻和匀研成细末。每日 3 次，每次 1 小匙（约 6 克），开水冲服。

【功效】本方健脾理气润燥，适用于慢性胃炎、胃溃疡。

【来源】民间验方。

【注意】中医认为芝麻是一种发物，患疮毒、湿疹等皮肤病者应慎食。

食疗药方 >>>>>>

●石斛粥

【配方】石斛 15 克，大米 50 克，冰糖适量。

【用法】石斛加水用文火煎 1 小时，去渣留汁，入大米再加适量水同煮粥，粥成加冰糖适量即可。

【功效】本方滋阴养胃，常服能治胃虚隐痛。

【来源】民间验方。

●生姜炖猪肚

【配方】猪肚 1 具，生姜 250 克。

【用法】猪肚洗净，生姜洗净切片填入猪肚内，两端扎紧，炖烂。弃姜，分食猪肚和汤。

【功效】温中健脾，适用于脾胃虚寒型胃痛、返酸。

【来源】民间验方。

●土豆西红柿汁

【配方】西红柿汁、土豆汁各 100 毫升。

【用法】西红柿汁、土豆汁混合后服下，早、晚各 1 次。

【功效】本方健脾理气和中，对胃炎、胃溃疡有一定疗效。

【来源】民间验方。

呕血　　呕血是血从胃中经口呕出并夹有食物残渣。血色多为咖啡色或暗红色，也可为鲜红色，大便色黑如漆或呈暗红色。一般发病较急，呕血前多有恶心、胃脘不适、头晕等症。

中草药方 >>>>>>

油蜜茶

【配方】茶叶、香油、白蜜各 120 克。

【用法】茶叶煎水 2 壶，入余药，煮至起泡。每日 3 次，7 日服尽。

【功效】主治呕血。

【来源】民间验方。

猪血黄酒方

【配方】猪血块焙炭，血余炭 3 克，黄酒适量。

【用法】前 2 味研为细末，每次 6 克，黄酒兑开水冲服。

【功效】主治呕血。

【来源】民间验方。

核桃仁生姜方

【配方】核桃仁（去皮）20 克，老生姜 15 克。

【用法】核桃仁、生姜捣烂服用，连服 2 ~ 3 次。

【功效】主治呕血。

【来源】民间验方。

●西洋参方

【配方】西洋参6～9克。

【用法】西洋参泡水代茶服，每日1次，至愈为止。

【功效】治疗呕血。

【来源】民间验方。

食疗药方 >>>>>>>

●三七蒸鸡蛋

【配方】鸡蛋2个，三七粉3克，藕
汁250毫升，陈酒50毫升。

【用法】同蒸熟食之。

【功效】主治呕血。

【来源】民间验方。

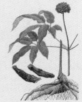

●蛋黄阿胶方

【配方】蛋黄2个，阿胶40克，米酒500毫升，盐适量。

【用法】米酒入罐中文火煮沸，加阿胶化开。再入
蛋黄、盐拌匀，早晚各服1次。

【功效】主治呕血。

【来源】民间验方。

呃逆（打嗝）

呃逆俗称"打嗝"，古称"哕"，西医称为"膈肌痉挛"，它是由膈肌和其他呼吸肌不能自控的连续或间歇的痉挛收缩，使空气突然吸入呼吸道内，同时伴有声带闭合，因而产生"呃、呃"的声音，频频发作，难以自止，所以称为"呃逆"。

中草药方 >>>>>>>

●甘蔗生姜汁

【配方】甘蔗榨汁120毫升，生姜汁1汤匙。

【用法】两汁和匀，炖温饮服。

【功效】清热泻火，平胃降逆。主治呃逆连声、口臭烦渴、面赤烦躁等。

【来源】民间验方。

●丁香酒

【配方】丁香2粒，黄酒50毫升。

【用法】黄酒放在瓷杯中，加丁香，隔水蒸10分钟，趁热饮酒。

【功效】本方具有温中祛寒之功效，主治胃寒呃逆。

【来源】《茶酒治百病》。

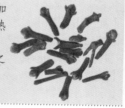

●酒浸柠檬

【配方】柠檬1个，白酒500毫升。

【用法】柠檬酒浸后去皮食用。

【功效】主治呃逆。

【来源】民间验方。

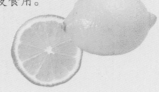

●雄黄酒

【配方】雄黄6克，高粱酒12毫升。

【用法】雄黄研粉，与高粱酒调匀，放在水杯内，隔水炖煮，以鼻闻之，一般5分钟呃逆可止。

【功效】主治大病之后，元气虚亏，呃逆不止。

【来源】《中国秘方全书》。

●龙眼干粉

【配方】龙眼干7个，代赭石25克。

【用法】将龙眼干连核放炉火中，煅炭存性，研为细末，代赭石烧煅后煎汤，送服龙眼干粉，分4次1日服下。

【功效】本方温阳健脾、降逆止呃，适用于呃逆频作、舌淡苔白者。

【来源】民间验方。

食疗药方 >>>>>>>

●生姜煮狗肉

【配方】狗肉120克，生姜30克。

【用法】狗肉、生姜同煮，至狗肉烂熟后食之。

【功效】主治脾肾阳虚之呃逆。

【来源】民间验方。

●柿蒂炖猪肉

【配方】柿蒂30克，瘦猪肉100克。

【用法】2物加水适量，煮汤调味后服食。每日1剂，连服3~4日。

【功效】本方和胃降逆，主治胃气上逆型呃逆。

【来源】民间验方。

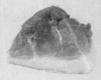

外敷外用方 >>>>>>>

●药熏方

【配方】硫黄5克，艾叶10克，生姜1片，黄酒适量。

【用法】硫黄、艾叶用酒煎沸。令患者含生姜片，用煎药的蒸气熏鼻，每日1次，连续3日。

【功效】温中祛寒。主治胃寒呃逆。

【来源】民间验方。

黄疸

　　黄疸是指患者全身皮肤、黏膜、巩膜以及小便出现黄染的一种病症。这种黄色有的十分鲜明，有的十分晦暗。巩膜上的黄色最易被发现，消退最晚。黄疸见于现代医学的肝炎、肝硬化、胆道疾患、溶血性黄疸、钩端螺旋体病等。

中草药方 >>>>>>

●茵陈干姜饮

【配方】茵陈蒿 15 克，干姜 6 克，红糖适量。

【用法】茵陈蒿、干姜水煎，加红糖后服用。

【功效】本方温中散寒、利湿退黄，适用于寒湿型黄疸。

【来源】民间验方。

●烤冬瓜方

【配方】冬瓜 1 个（约 2500 克）。

【用法】黄土和泥，以泥将冬瓜厚厚封裹后用火烤，待稀泥干裂后即可取出，将瓜上泥巴去掉，于瓜上切一小口，将瓜内的汁液倒入杯中，即可饮用。一般可连用 6～7 个烤冬瓜。

【功效】清热利水。主治黄疸。

【来源】民间验方。

食疗药方 >>>>>>

●田螺汤

【配方】大田螺 10 ~ 20 只，黄酒半小杯。

【用法】田螺洗净，取出螺肉，加入黄酒拌和炖熟。饮汤，每日 1 次。

【功效】主治湿热黄疸。

【来源】民间验方。

●柚子炖鸡

【配方】柚子 1 个，公鸡 1 只（约 1000 克）。

【用法】将柚子肉放入鸡肚内，加清水适量炖熟，饮汤吃鸡。每 2 周 1 次，连用 3 次。

【功效】补益脾胃，舒畅气机。适用于寒凝阳衰型黄疸。

【来源】民间验方 2。

●黄瓜薏仁粥

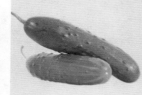

【配方】黄瓜 1 条，薏苡仁 50 克，大米 100 克。

【用法】先将薏苡仁、大米煮熟，再将黄瓜洗净切片，加入锅内煮 2 ~ 3 分钟。分次食用。

【功效】本方健脾清热利湿，适用于黄疸属湿热者。
【来源】民间验方。

车前草粥

【配方】葱白30克，鲜车前
草叶45克，大米适量。
【用法】将葱白、鲜车前草叶
洗净切碎，水煎去渣，放入
大米煮为稀粥，早、晚各服
1次。

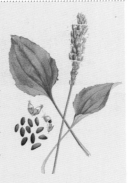

【功效】主治黄疸，症见身黄
如橘色、目睛亦黄、发热口渴、
便秘等。
【来源】民间验方。

外敷外用方 >>>>>>>

除疸膏

【配方】干姜、白芥子各适量。
【用法】干姜、白芥子共研细末，贮瓶备用。每取
药末适量，加温开水调如膏状，敷脐，上盖纱布，
胶布固定，口中觉有辣味时除去。每日1次，10
次为1疗程。
【功效】主治黄疸。
【来源】民间验方。

胆、肾结石

胆结石是胆汁因为种种原因无法保持液体状态，结成颗粒状晶体，沉淀在胆囊及胆管而成。结石形成后，易引起炎症，表现为右上腹疼痛，可向右肩背部放射，伴恶心、呕吐、厌油腻等。肾结石又称肾石病，系指肾脏内有结石形成。临床表现为阵发性腰部或上腹部疼痛和血尿，本病多见于中年男性。

中草药方 >>>>>>

◉ 地龙饮

【配方】地龙 4 条，冰糖适量。

【用法】地龙焙干研末，和冰糖冲开水顿服。

【功效】本方健脾补肾、利水排石，适用于肾结石属脾肾虚弱者。

【来源】民间验方。

◉ 薏苡仁酒

【配方】薏苡仁 60 克，白酒 500 毫升。

【用法】薏苡仁洗净，装入纱布袋内，扎紧口，放入酒罐中，盖好盖，浸泡 7 天即成。酌量饮用。

【功效】主治下焦湿热型肾结石，症见腰腹绞痛、尿频、尿痛、尿中带血等。

【来源】《茶酒治百病》。

●大黄鸡蛋方

【配方】大黄 12 克（研末），鸡蛋 1 个。

【用法】将鸡蛋一端破开小孔，去清留黄，装入 6 克大黄末，然后用纸将口封固，置饭锅内蒸熟，揭去蛋壳一次吃完。另用大黄末 6 克，泡水一壶同时喝完。以后每日用大黄末 6 克，泡水一壶喝尽，不必再用鸡蛋。

【功效】本方具有清热利湿、通淋排石的功效，主治肾结石。

【来源】《常见病饮食疗法》。

●钱草玉米须茶

【配方】玉米须 40 克，金钱草 30 克，绿茶 5 克。

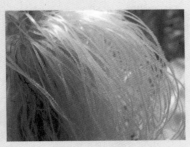

【用法】上 3 味加水没过药面，煮沸 10 ~ 15 分钟即可（先后煎 2 次，药汁混合在一起）；或上 3 味制粗末，置茶壶内浸泡 20 分钟。每日 1 剂，不拘时，频频饮之。

【功效】本方健脾补肾、利水排石，主治肾结石。

【来源】民间验方。

腹痛

腹痛是泛指胃脘以下、耻骨联合以上部位的疼痛。临床上极为常见，可伴发于多种脏腑疾病。腹痛的原因很多、范围很广，常见的主要有外感、内伤、饮食、情志及虫积等。

中草药方 >>>>>>

● 当归姜糖煎

【配方】木瓜120克，小茴香90克，青皮60克，蜂蜜适量。

【用法】前3味共为细末，炼蜜为丸，如梧桐子大。每次6克，每日3次，饭后温酒送下。

【功效】主治腹下痛。

【来源】民间验方。

● 龙眼酒

【配方】带壳龙眼、米酒各适量。

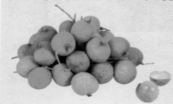

【用法】龙眼焙干研末，每次服10克，米酒送下。

【功效】主治寒性腹痛。

【来源】民间验方。

● 雄黄大蒜丸

【配方】雄黄、大蒜各50克，黄酒适量。

【用法】雄黄研成细末，大蒜捣烂，和雄黄为丸，如弹子大。每次细嚼1丸，温酒送下，不可再服。

【功效】通阳行气，缓急止痛。主治腹痛胀急，或垒块涌起，牵引腰痛。

【来源】民间验方。

食疗药方 >>>>>>

● 生姜豆蔻粥

【配方】生姜、肉豆蔻各6克，大米适量。

【用法】前2味捣烂，大米煮粥，待煮开，加入2物，粥成即可。

【功效】主治虚寒腹痛。

【来源】民间验方。

外敷外用方 >>>>>>

● 莱菔子葱姜方

【配方】莱菔子120克，生姜60克，连须葱白500克。

【用法】上方共捣烂，加酒炒，布包熨腹部。

【功效】主治气滞腹痛。

【来源】民间验方。

腹泻

腹泻，又称泄泻，是指排便次数增多，粪便稀薄，甚至如水样。患者大便次数增多，每日 5 ~ 6 次，多者可达 10 次以上。腹泻多由湿邪所伤和内伤食滞引起，其病变主要在肠、胃、脾。

中草药方 >>>>>>

● 焦米汤

【配方】大米 1 小杯。

【用法】锅洗净，将大米倒进锅里，不必放油，不停翻炒，直到米粒焦黑为止，随即加水 1 碗及红糖少许，煮开后，将米汤盛起，趁热喝下，米粒不要吃。

【功效】主治风寒泄泻。

【来源】民间验方。

● 白扁豆方

【配方】白扁豆适量。

【用法】白扁豆研成粉，温水送服，每次 12 克，日服 3 ~ 4 次。也可取扁豆 30 ~ 60 克，煮成汁液，分 2 ~ 3 次饮服。

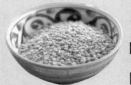

【功效】治急性胃肠炎引起的上吐下泻。

【来源】民间验方。

● 山楂止泻茶

【配方】焦山楂 10 克，石榴皮、茶叶各 8 克。

【用法】水煎服，每日 1 次。

【功效】主治腹泻。

【来源】民间验方。

● 红枣荔枝汤

【配方】红枣 5 枚，荔枝干果 7 个。

【用法】上方用水煎成汤，持续服用，至愈为度。

【功效】主治腹泻。

【来源】民间验方。

● 生姜黄连方

【配方】生姜 120 克，黄连 30 克。

【用法】上 2 味用文火炒黄，研为细末，每次 3 克，茶水送服。

【功效】主治腹泻。

【来源】民间验方。

● 韭菜汁

【配方】韭菜（连根）250 克。

【用法】韭菜洗净，捣汁，温开水冲服，每日 3 次。

【功效】本方补中止泻，主治急性胃肠炎之上吐下泻。

【来源】民间验方。

柚姜止泻茶

【配方】老柚壳9克，细茶叶6克，生姜2小片。

【用法】先将前2味同研成细末，再把生姜煎汤，候温，送服前2味细末。每日1剂，上、下午各服1次。

【功效】本方温中理气止泻，适用于腹中冷痛、腹泻如水样者。

【来源】民间验方。

【注意】忌食生冷食物、鱼类、猪油1周。

山药锅巴方

【配方】锅巴500克，山药120克，焦山楂50克，砂仁30克。

【用法】上方共研细末，每次服用10克（可用白糖调服），每日2次。

【功效】主治老人、小儿脾虚所致之消化不良、久泻不愈。

【来源】民间验方。

山楂肉末

【配方】山楂肉适量。

【用法】山楂肉炒黑研为细末，每次取6克，用白糖调味，温开水送下。

【功效】主治腹泻。

【来源】民间验方。

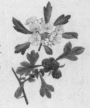

食疗药方 >>>>>>>

● 止泻小米粥

【配方】小米 50 克，山药 25 克，
红枣 5 枚。

【用法】3 物洗净，红枣去核，
共煮成粥，一次服完，每日 3 次。

【功效】健脾养胃，补虚止泻。
主治脾胃虚弱之大便溏泄。

【来源】民间验方。

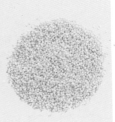

● 蒸粽子片

【配方】糯米粽子 100 克，姜汁、白酒各适量。

【用法】粽子切片晒干，用时先蒸热，加姜汁与少
量白酒，早、晚食用。

【功效】主治腹泻。

【来源】民间验方。

● 黄瓜叶煎鸡蛋

【配方】黄瓜叶 250 克，醋 100 毫升，鸡蛋 2 个。

【用法】取新鲜黄瓜叶，洗净切碎，用醋调匀，煎
鸡蛋食之，每日 2 次。

【功效】清热补中，消食止泻。主治胃肠炎之泄泻
属热性者。

【来源】民间验方。

• 干姜粥

【配方】干姜3克，高良姜5克，大米60克。

【用法】先煎干姜、高良姜，去渣取汁，再入大米同煮为粥。早晚服食，3～5日为1疗程。

【功效】温脾暖胃，散寒止痛。适用于脾胃虚寒、心腹冷痛、肠鸣腹泻者。

【来源】民间验方。

【注意】凡实热证以及阴虚内热者，不可选用。

• 车白小米粥

【配方】车前子、白术各10克，小米150克。

【用法】将小米洗净，加水煮成粥，车前子、白术共研细末，和小米粥服下，每日3次。

【功效】清热利湿，健脾止泻。

【来源】民间验方。

• 椒面粥

【配方】川椒3克，白面粉60克，生姜3片。

【用法】先将川椒研为极细末，每次取适量同面粉和匀，调入水中煮粥，后入生姜稍煮即可。

【功效】本方暖胃散寒、温中止痛，适用于寒湿腹泻。

【来源】民间验方。

【注意】川椒为大热之品，并有强烈的辛辣气味，煮粥时用量不宜过大，且病愈即止。

● 鲫鱼羹

【配方】鲫鱼 1000 克，大蒜 2 头，胡椒、花椒、陈皮、砂仁、荜茇各 6 克，调料适量。

【用法】以上各物及葱、酱、盐料装入鱼肚内，煎熟做羹，五味调和令匀，空腹食之。

【功效】适合于脾胃虚弱、久泻不愈者食之。

【来源】民间验方。

● 荜茇粥

【配方】荜茇 3 克，胡椒 2 克，大米 60 克。

【用法】先把荜茇、胡椒研为极细末，以大米煮粥，待水沸后调入以上 2 味药末，再煮成稀粥即可。

【功效】温中散寒止痛，适用于肠鸣泄泻、胃寒呕吐、脘腹疼痛等。

【来源】民间验方。

【注意】素体实热或阴虚火旺者不宜选用。

● 山药烤馒头

【配方】山药 60 克，烤馒头 1 个。

【用法】将馒头烤焦，碾成碎末，再将山药煮熟，蘸馒头末食之，每日 3 次。

【功效】健脾益胃止泻。主治慢性腹泻，久治不愈者。

【来源】民间验方。

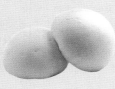

● 核桃止泻方

【配方】核桃仁 20 克。

【用法】每日分 2 次嚼服，每次 10 克，连服 2 个月。

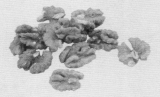

【功效】主治慢性腹泻，症见便溏不实、神疲乏力者。

【来源】《浙江中医杂志》，1990（1）。

● 乌梅粥

【配方】乌梅 15 克，大米 60 克，冰糖适量。

【用法】先将乌梅煎取浓汁去渣，入大米煮粥。熟后加冰糖少许，稍煮即可。

【功效】本方生津止渴、涩肠止泻，适用于慢性腹泻伴虚热烦渴者。

【来源】民间验方。

【注意】急性泻痢和感冒咳嗽者慎用。

● 明矾炖羊肝

【配方】羊肝 1 具，明矾 30 克。

【用法】羊肝洗净破开，将明矾研末后撒入肝内，用砂锅文火炖熟，分 3 次吃完。

【功效】温中补虚，收敛止泻。主治腹泻日久不愈。

【来源】民间验方。

外敷外用方 >>>>>>>

● 胡椒硫黄敷贴方

【配方】胡椒、硫黄各适量。

【用法】上方共研细末，每次取药粉1.5克，填撒脐内，用胶布固定，隔日换药1次。

【功效】主治腹泻、腹痛。

【来源】民间验方。

【注意】孕妇禁用。

● 茱萸盐敷方

【配方】吴茱萸50克，盐100克。

【用法】将上2味共捣碎，放入锅内同炒热，布包乘热敷脐，冷则再炒再敷。

【功效】主治寒性腹泻。

【来源】民间验方。

● 平胃散鼻嗅法

【配方】成药平胃散2包。

【用法】将平胃散用布包起，放在枕边嗅其气，每次30～50分钟。也可将平胃散布包放脐上用热水袋熨之，每次30～50分钟，每日2～3次。

【功效】主治寒湿或虚寒泄泻。

【来源】《理瀹骈文》。

菌痢

细菌性痢疾（简称"菌痢"）是夏秋季常见的一种急性肠道传染病，常因进食不洁食物，感染痢疾杆菌所引起。主要症状有发热、腹痛、腹泻、里急后重（肛门重坠，时时有排便之感，便出不爽）、脓血便等。

中草药方 >>>>>>

● 马齿苋槟榔茶

【配方】马齿苋、槟榔各10克。

【用法】将马齿苋、槟榔共煎取汁，代茶饮。

【功效】本方清热化湿解毒，主治急性菌痢。

【来源】民间验方。

● 马齿苋藕汁

【配方】鲜马齿苋、鲜藕各500克，白糖适量。

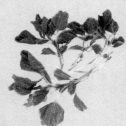

【用法】将鲜马齿苋、鲜藕洗净捣烂绞汁，加白糖。每次服200毫升，每日2～3次。

【功效】清热解毒，凉血止痢。主治中毒性菌痢。

【来源】民间验方。

【注意】冷痢、脾虚泄泻者忌服。

● 乌龙煎剂

【配方】乌梅 30 克，山楂 20 克，龙胆草 15 克，地榆 12 克。

【用法】上药加水 500 毫升，再煎，去渣取汁 400 毫升。每日服 4 次，每次 100 毫升，连服 5 剂为 1 疗程。

【功效】此方治疗急性细菌性痢疾，一般 2～4 日可痊愈。

【来源】《湖北中医》，1988（5）。

● 白扁豆花煎

【配方】白扁豆花 60 克。

【用法】白扁豆花炒焦，水煎 2 碗，连服 2 次，不止再服。

【功效】健脾利湿，涩肠止泻。主治痢疾初起。

【来源】民间验方。

● 马齿苋蜜汁

【配方】鲜马齿苋 1000 克，白蜜 30 毫升。

【用法】马齿苋用温开水洗净绞汁，加白蜜调匀，1 次服下，每日服 2 次。

【功效】主治湿热痢，症见腹痛、里急后重、下痢赤白脓血等。

【来源】民间验方。

桂花酒

【配方】桂花 50 克, 白酒 500 毫升。

【用法】将桂花洗净, 除去杂质, 放入酒坛中, 拌匀, 盖上盖, 封严, 每隔 2 天搅拌 1 次, 浸泡 15 日即成。每日服 2 次, 每次 10 ～ 15 毫升。

【功效】本方有清肠解毒之功, 主治中毒性菌痢。

【来源】民间验方。

酸石榴蜜

【配方】酸石榴 2 个, 蜂蜜 30 克。

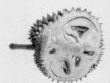

【用法】石榴捣烂取汁, 与蜂蜜调匀, 温开水冲服。每日 2 次, 连服数日。

【功效】主治细菌性痢疾。

【来源】民间验方。

石榴皮蜂蜜膏

【配方】鲜石榴皮 1000 克（干品 500 克）, 蜂蜜 300 毫升。

【用法】石榴皮切碎, 用砂锅煎煮取汁 2 次, 文火浓缩至稠黏时, 加蜂蜜 300 毫升搅匀, 至沸停火, 冷却装瓶。每服 10 毫升, 开水冲服, 每日 3 次。

【功效】本方清热利湿解毒, 主治急性菌痢。

【来源】《饮食治大病》。

食疗药方 >>>>>>>

●生姜豆蔻粥

【配方】生姜、肉豆蔻各6克，大米适量。

【用法】生姜切碎，肉豆蔻研为细末，用大米煮粥，待煎沸后加入肉豆蔻末及生姜，同煮为粥，早、晚各服1次。

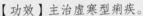

【功效】主治虚寒型痢疾。

【来源】民间验方。

●银花莲子粥

【配方】金银花15克，莲子10克，大米100克。

【用法】先将金银花煎取汁，用汁再加适量清水与莲子、大米煮成稀粥。

【功效】清热解毒，健脾止泻。主治痢疾腹痛。

【来源】民间验方。

●山药山楂粥

【配方】乌山药、白扁豆、薏苡仁、山楂各20克，葱白5根，盐适量。

【用法】前4味入锅，加水适量煮粥，临熟时加入葱白，再沸时用盐调味，温服。

【功效】本方温补下元、涩肠固脱，主治慢性菌痢。

【来源】《饮食治大病》。

●桂浆粥

【配方】山楂6克，当归、肉桂、陈皮各3克，大米100克，红糖适量。

【用法】将当归、肉桂、陈皮、山楂等中药加水煎浓汁，大米煮粥，待粥沸后，调入药汁及红糖，再煮沸即可服食。每日服1～2次。

【功效】主治慢性菌痢。

【来源】民间验方。

●生姜蒸蛋

【配方】生姜9克，鸡蛋1个。

【用法】生姜捣碎，打入鸡蛋相和蒸熟。空腹顿服，每日2次。

【功效】主治痢疾初起兼有恶寒发热者。

【来源】民间验方。

●枣药扁豆糕

【配方】红枣500克，山药200克，鲜扁豆50克，陈皮30克。

【用法】将山药切成薄片，鲜扁豆、枣肉切碎，陈皮切丝，再加面粉及适量白糖制成糕，适量食用。

【功效】健脾止泻，益气化湿。主治痢疾时发时止，日久不愈。

【来源】民间验方。

紫苋粥

【配方】紫色苋菜 100 克，大米 60 克。

【用法】先以水煎苋菜，去渣取汁，下米煮粥，空腹食之。

【功效】本方具有清热解毒之功效，主治急性菌痢。

【来源】《寿亲养老新书》。

苦瓜泥

【配方】鲜苦瓜 100 克，红糖 100 克。

【用法】将苦瓜捣烂如泥，加糖搅匀，2 小时后将水滤出，1 次冷服。每日 1 ～ 2 次，连服数日。

【功效】主治急性菌痢，症见畏寒发热、腹痛腹泻、里急后重、便次增多等。

【来源】民间验方。

外敷外用方 >>>>>>

乌梅汤熏洗法

【配方】乌梅 500 克。

【用法】乌梅用清水煎汤，将药汁倒入盆内，先乘热熏肛门，温度降至 45 ～ 50℃时，用药汁坐洗肛门。每日 1 次，连用 3 ～ 5 天即见效。

【功效】主治细菌性痢疾。

【来源】《中医外治法类编》。

消化不良

消化不良为一组消化吸收障碍性疾病的综合表现。多因饮食不节、过饥过饱或过食生冷油腻不洁之物，损伤脾胃，使食物不易被消化吸收所致。临床表现为食欲缺乏、腹胀、腹痛、嗳气、恶心、呕吐、胃灼热、泛酸、大便溏泄如水，或夹有未消化食物，有酸臭或奇臭等。

中草药方 >>>>>>

●干姜茱萸方

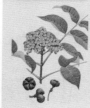

【配方】干姜、吴茱萸各30克。

【用法】共研细末，每次6克，温开水送下。

【功效】主治消化不良，伤食吐酸水。

【来源】民间验方。

●酱油茶

【配方】茶叶9克，酱油30毫升。

【用法】茶叶加水1杯煮开，然后再加酱油煮开。口服，每日3次。

【功效】主治消化不良，腹痛泄泻。

【来源】民间验方。

食疗药方 >>>>>>

高粱米粥

【配方】高粱米 50 克，白糖少许。

【用法】高粱米洗净，加水煮粥至熟烂，加少许白糖食用。

【功效】健脾益中。主治消化不良。

【来源】民间验方。

白术猪肚粥

【配方】猪肚 1 具，白术 30 克，槟榔 10 克，大米 60 克，生姜少许。

【用法】猪肚洗净，切成小块，同白术、槟榔、生姜一起煎煮，取汁去渣，用汁同米煮粥。猪肚可取出蘸香油助餐，早晚煮温热服食，3～5 日为 1 疗程，停 3 日再吃，病愈后即可停服。

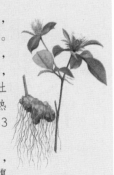

【功效】本方补中益气、健脾和胃，适用于脾胃气弱、消化不良、腹部虚胀者。

【来源】民间验方。

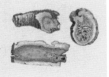

【注意】由于槟榔属破气之品，所以用量不宜过大。

便秘

便秘即大便秘结不通，就是排便困难。有的人大便并不干燥，但排便很费力；有的人并非每天有便意，要好几天才大便一次，由于粪便在肠腔内滞留时间过长，水分被肠壁吸收，引起粪便干燥、坚硬，更加不易解出。

中草药方 >>>>>>>

●牛膝当归蜜膏

【配方】肉苁蓉 500 克，牛膝、当归各 50 克，蜂蜜适量。

【用法】牛膝、肉苁蓉、当归加水适量，浸泡发透。每煎 20 分钟取液 1 次，加水再煎，共取 3 次。合并药液，再以文火煎熬浓缩成稠膏，加蜂蜜 1 倍，至沸停火，待冷装瓶。每次服 1 汤匙，沸水冲服，每日 2 次。

【功效】本方温阳通便，适用于面青肢冷、喜热畏寒之便秘患者。

【来源】民间验方。

●松子酒

【配方】松子仁适量，陈酒 1 盅。

【用法】松子仁去皮捣烂，加入陈酒，用开水送下。

【功效】主治血虚便秘。

【来源】民间验方。

●芦荟叶方

【配方】芦荟鲜叶 3 ~ 5 克。

【用法】饭后生食，或根据个人爱好煎服、泡茶、榨汁兑饮料、泡酒等。每日 3 次。

【功效】芦荟鲜叶内含有大量的大黄素试，可健胃、通便、消炎。

【来源】民间验方。

【注意】芦荟叶一次服用不宜超过 9 克，否则可能中毒。

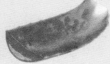

●益气养血汤

【配方】肉苁蓉 20 克，当归、枳壳、火麻仁各 10 克，杏仁 8 克，人参、升麻各 6 克。

【用法】水煎，早、晚各 1 次分服，每日 1 剂。

【功效】主治老年习惯性便秘。

【来源】《福建中医药》，1993（1）

食疗药方 >>>>>>

●牛奶蜂蜜饮

【配方】牛奶 250 克，蜂蜜 100 克，葱汁少许。

【用法】同入砂锅，文火煮熟服用。每日早上空腹饮用。

【功效】治疗习惯性便秘。

【来源】民间验方。

● 芝麻杏仁粥

【配方】黑芝麻60克，大米50克，杏仁15克。

【用法】将3者入清水浸泡1天后，捣成糊状，煮熟加糖搅匀，一次服下。

【功效】润肺化痰，通利大肠。主治便秘。

【来源】民间验方。

● 番泻鸡蛋汤

【配方】番泻叶5克，鸡蛋1个，菠菜少许，盐、味精适量。

【用法】鸡蛋先打入碗中搅散。番泻叶水煎，去渣留汁。倒入鸡蛋，加菠菜、盐、味精，煮沸即成。

【功效】本方泻热导滞，适用于热性便秘。

【来源】民间验方。

● 鲜笋拌芹菜

【配方】芹菜100克，鲜嫩竹笋80克，熟油、盐、味精各适量。

【用法】竹笋煮熟切片，芹菜洗净切段，用开水略焯，控尽水与竹笋片相合，加入适量熟食油、盐、味精，拌匀即可食之。

【功效】本方具有清热通便之功效，适用于大便干结、脘腹胀满、口臭者。

【来源】民间验方。

●红薯粥

【配方】红薯 300 ～ 500 克，生姜 2 片，白糖适量。

【用法】红薯削皮，切成小块，加清水适量煎煮，待红薯熟透变软后，加入白糖、生姜，再煮片时服食。

【功效】本方益气润肠，主治气虚便秘，症见无力排便、便后疲乏等。

【来源】《中国食疗学》。

●猪心炖柏仁

【配方】猪心 1 具，柏子仁 15 克。

【用法】将猪心洗净，柏子仁放猪心内，隔水炖熟服食。每周 2 次。

【功效】本方具有顺气行滞之功效，适用于便秘，症见腹胀欲便、排便不畅者。

【来源】民间验方。

●菠菜猪血汤

【配方】猪血 150 克，菠菜 100 克，盐少许。

【用法】菠菜洗净，连根切段，猪血洗净切块，二者加水同煮 15 ～ 20 分钟，加盐后饮汤汁。每日 1 ～ 2 次，宜空腹服。

【功效】本方具有润肠通便之功效，主治习惯性便秘。

【来源】民间验方

● 糖醋白菜

【配方】大白菜帮 1 片，酱油、糖、醋、淀粉各适量。

【用法】大白菜帮洗净，切成薄片，用油炒至八成熟后，将酱油、糖、醋、淀粉调成汁，倒入锅内，拌炒均匀即可。

【功效】防治便秘。

【来源】民间验方。

● 荸荠蕹菜汤

【配方】荸荠 10 只，鲜蕹菜 200 克。

【用法】荸荠去皮切片，与蕹菜加水煎汤，每日分 2 ~ 3 次服食。

【功效】清热凉血，通便消积。治疗大便干结，脘腹胀满、口臭、口干等。

【来源】民间验方。

● 香油拌菠菜

【配方】鲜菠菜 250 克，香油 15 克。

【用法】将菠菜洗净放沸水中烫 3 分钟取出，用香油拌食。每日 2 次，连服数日。

【功效】本方清热润肠，主治热性便秘，症见大便干结、数日不通、口臭、小便黄少等。

【来源】民间验方。

便血

便血又称下血、泻血、结阴等。凡血自大便而下，或血、便夹杂而下，或先血后便，或先便后血，均称便血。

中草药方 >>>>>>

仙人果汤

【配方】仙人果全草 60 ～ 90 克，藕粉适量。

【用法】仙人果全草水煎取浓汁，调入藕粉服之。每日 2 ～ 3 次。

【功效】补脾益气，固肠止血。适用于脾气虚弱之便血及慢性泻痢等病。

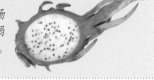

【来源】民间验方。

槐花饮

【配方】陈槐花 10 克，大米 30 克，红糖适量。

【用法】将陈槐花烘干，研成末。大米淘净，放入锅内，加清水适量，用武火烧沸后，转用文火煮 40 分钟，过滤留米汤。槐花末、红糖放入米汤内，搅匀即成。可当茶饮。

【功效】本方清热祛湿、凉血止血，适用于肠风下血等症。

【来源】民间验方。

●椿皮梨茶煎

【配方】秋梨、香椿树根皮各 360 克，茶叶 30 克，白糖适量。

【用法】秋梨洗净切块、去核，与茶叶、香椿树根皮一同水煎，将好时入适量白糖，再稍煮片刻后即可。温服，每日 2 次。

【功效】清热凉血止血。主治热盛便血。

【来源】民间验方。

●石榴红糖饮

【配方】石榴 1 个，红糖适量。

【用法】将石榴煅炭存性，研末，加红糖拌匀，每服 9 克，以开水送服。

【功效】收敛止血。主治大便下血。

【来源】民间验方。

●萝卜豆芽汤

【配方】白萝卜、绿豆芽、椿树根白皮各 120 克，黄酒 50 毫升。

【用法】将前 2 物榨取鲜汁，加入切碎的椿根白皮及水 500 毫升，煎至 300 毫升，冲入 50 毫升黄酒，晚上临睡时温服。

【功效】主治便血。

【来源】民间验方。

● 蚕豆饮

【配方】鲜蚕豆叶或荚壳 60～90 克，红糖适量。

【用法】将鲜蚕豆叶或荚壳用水煎，然后加红糖适量。每日 2 次分服。

【功效】本方有清热止血之功效，适用于肠风下血，症见血色鲜红或紫黑，小便黄赤等。

【来源】民间验方。

食疗药方 >>>>>>>

● 木耳粥

【配方】黑木耳 30 克，红枣 5 枚，大米 100 克。

【用法】黑木耳温水浸泡 1 小时后洗净，与大米同煮成粥，每日早、晚温热食用。

【功效】适用于脾胃气虚之便血，症见血色紫黯、脘腹不舒、头晕目眩等。

【来源】民间验方。

● 丝瓜猪肉汤

【配方】丝瓜 250 克，瘦猪肉 200 克，盐适量。

【用法】同丝瓜切块，瘦猪肉切片，加适量水炖汤。

【功效】清热利肠，解暑除烦。适用于暑热烦渴、内痔便血。

【来源】民间验方。

◉海棠花栗子粥

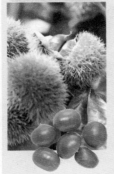

【配方】栗子肉100克，秋海棠花50克，大米150克，冰糖适量。

【用法】秋海棠花去梗柄，洗净。栗子肉切成碎米粒大小，与秋海棠花、大米同煮成粥。每日服食1～2次。

【功效】补肾强筋，健脾养胃，活血止血。适用于便血、吐血、泄泻乏力等症。

【来源】民间验方。

◉煨乌龟肉

【配方】乌龟1只，调料、黄酒各适量。

【用法】乌龟切块，以素油煸炒，先加姜、葱、冰糖，再加酱油、黄酒，后加水煨炖，熟即可食。

【功效】主治便血。

【来源】民间验方。

◉酒烧鳗鱼

【配方】鳗鱼500克，黄酒500毫升，盐、醋适量。

【用法】鳗鱼去内杂，加酒烧透，加少许盐，蘸醋食。

【功效】主治便血。

【来源】民间验方。

脱肛

脱肛又称直肠脱垂，是指肛管、直肠、乙状结肠下端向外翻出而脱垂于肛门之外的情况。本病常见于老年人、小儿和多产妇女。

中草药方 >>>>>>

● 茴香葱白酒

【配方】茴香9克，葱白3根，白酒1盅。

【用法】前2味水煎，与酒合服，每日1次。

【功效】主治脱肛。

【来源】民间验方。

外敷外用方 >>>>>>

● 五倍子散

【配方】五倍子适量。

【用法】将五倍子研末，直接敷在脱出的直肠上。

【功效】此方治疗脱肛，确有良效。

【来源】《浙江中医杂志》，1990（8）。

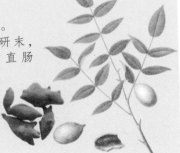

疟疾

疟疾是以疟蚊为媒介进行传播的一种传染病，部分疟疾病人发作有规律　先有全身不适、怕冷、头痛，后见高热、面红、恶心、呕吐、全身疼痛、乏力、烦躁，最后汗出降温，身体即感舒畅。疟疾如经常发作，可使身体日渐衰弱，引发贫血。

中草药方 >>>>>>

●青蒿酒

【配方】鲜青蒿、大米、酒曲各适量。

【用法】前2物捣汁煎过，和曲同酿，酒成即可。

【功效】本方清热疏表，主治疟疾。

【来源】《本草纲目》。

●土常山蛋饼

【配方】鸡蛋2个，土常山根或叶15克。

【用法】将土常山的根或叶洗净、晾干，研为极细粉末，打入鸡蛋拌匀，不用油、盐，少加水煎成淡味蛋饼，于发作前1小时顿服。

【功效】主治疟疾，其症状为先有寒战，继则壮热，定时发作，头痛如裂，面红烦渴，终则汗出热退。

【来源】《浙江天目山药植志》。

● 核桃川芎茶

【配方】核桃仁 15 克（敲碎），雨前茶 9 克，川芎 1.5 克，萌椒 1 克。

【用法】上述诸药入茶壶内，以沸水冲泡即可。每日 1～2 剂，于未发前不拘时趁热频频饮之，到临发时止服。

【功效】本方辛温达邪，主治寒性疟疾。

【来源】《医方集听》。

● 龟板酒

【配方】龟板、白酒各适量。

【用法】龟板煅烧存性，研末，每次 3 克，用酒 5～10 毫升送服。

【功效】主治久疟不止。

【来源】民间验方。

● 常山除疟酒

【配方】常山 120 克，鳖甲（炙）、升麻、乌贼鱼骨（去甲）、附子各 30 克，酒 6 升。

【用法】前 5 味并切，绢袋盛，以酒渍之，稍加温，一天后服用。每服 1 盏，反复发作者可数服。

【功效】本方清热解毒、辟秽化浊，主治瘴疟。

【来源】《普济方》。

【说明】本方忌猪肉、生菜、生葱、苋菜。

● 桃叶煎

【配方】鲜桃叶60克。

【用法】水煎服，每日1次，5日为1疗程。

【功效】本方清热疏表，主治疟疾，症见汗出不畅、头痛、骨节酸痛、大便秘结等。

【来源】民间验方。

食疗药方 >>>>>>>

● 燕窝姜汤

【配方】燕窝9克，冰糖9克，生姜适量。

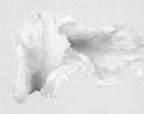

【用法】燕窝、冰糖先一日炖起备用，至病发前2小时，加生姜煮沸3次，取出姜后食用。

【功效】适用于久疟不愈者。

【来源】民间验方。

● 姜豆鲤鱼汤

【配方】鲤鱼1条，红小豆150克，生姜50克，红枣1枚，陈皮1片。

【用法】将鲤鱼去鳞及内脏，洗净，与后4味加水煮至鱼烂，加油盐调味，每日1剂。

【功效】主治疟疾，症见寒战、头痛、面红、烦渴等。

【来源】民间验方。

姜豆狗肉汤

【配方】黄狗肉 250 克，生姜 100 克，黑豆 150 克，陈皮 1 片，红枣 10 枚。

【用法】将狗肉洗净切块，与后 4 味加水同煮至肉熟，吃肉喝汤，每日 1 剂。

【功效】主治疟疾，症见口淡不渴、胸胁满闷、神疲肢倦等。

【来源】民间验方。

外敷外用方 >>>>>>

药贴膝眼

【配方】生姜 120 克。

【用法】姜捣烂，做 4 个小饼，在疟发前一日晚，将药饼敷贴在 4 个膝眼上（或敷寸口），外面加一油纸（菜叶亦可），用布包上，至半夜药性渗透时，便觉其热如烘，全身出汗，等汗出后，即将药除去。

【功效】主治疟疾。

【来源】民间验方。

【说明】只热不寒的疟疾患者忌用。

中风

　　中风亦称"卒中"，是一种常见于中老年人的急性脑血管病变，多与高血压和动脉硬化有关。主要表现为半身不遂，活动受限，肢体麻木，口角歪斜，言语障碍，气短少言或不语。

中草药方 >>>>>>

●白花蛇泡酒

【配方】白花蛇1条，白酒500毫升。

【用法】白花蛇泡酒中，7日后服，每次1小杯，每日2次。

【功效】主治中风，肢节屈伸不利。

【来源】民间验方。

食疗药方 >>>>>>

●竹沥粥

【配方】鲜竹沥50克，大米50克。

【用法】大米加水如常法煮粥，待粥熟后，加入竹沥。调匀后，少量多次温热食用。

【功效】本方清热化痰、醒脑开窍，主治中风，症见昏厥已苏、喉有痰鸣、言语蹇涩等。

【来源】民间验方。

树根蛇肉汤

【配方】胡椒树根 50 ～ 100 克，蛇肉 250 克。

【用法】上 2 味洗净入砂锅中加水适量，水开后，改文火慢炖至肉烂。加入少量盐，食肉饮汤，分 2 次吃完。

【功效】活血通络。主治中风引起的半身不遂。

【来源】民间验方。

鹿札粥

【配方】鹿角胶、枸杞子各 20 克，大米 60 克。

【用法】先煮大米和枸杞子为粥后，加入鹿角胶，使其溶化，再煮二三沸即可。以上为 1 次量，每日 1 次，以粥代食，可加糖调味，半个月为 1 疗程。

【功效】本方补肝肾、益精血，主治肾虚络阻型中风。

【来源】民间验方。

萝卜粥

【配方】鲜白萝卜适量（或鲜萝卜汁 100 毫升），大米 100 克。

【用法】白萝卜洗净切成薄片，捣汁，与大米一起加水如常法煮成稀粥。早、晚温热服食。

【功效】本方理气祛痰、消食行滞，可用于痰热内结型中风的治疗。

【来源】民间验方。

冰糖蹄筋

【配方】猪蹄筋 30 克,冰糖 10 克。

【用法】将温油发过的猪蹄筋加水适量,文火慢煮至极烂,加冰糖调味。以上为 1 日量,代餐食用,隔日 1 次,1 个月为 1 疗程。

【功效】补肝肾,强筋骨。适用于中风后遗症及老年关节不利、腰膝疼痛等症。

【来源】民间验方。

天麻炖猪脑

【配方】天麻 15 克,猪脑 1 具。

【用法】将天麻洗净,与猪脑同入瓷罐内,隔水炖 1 小时,熟透为止。隔日 1 次,食猪脑饮汁。

【功效】镇肝熄风。主治脑血管意外引起的半身不遂及血管硬化、高血压等症。

【来源】民间验方。

酒煮乌鸡

【配方】雌乌鸡 1 只,酒 5 升。

【用法】将雌乌鸡去毛及内脏,洗净,以酒 5 升煮取 2 升,去渣,分 3 次服。睡卧取小汗,效果更佳。

【功效】温中益气,补虚活血。主治中风舌强、目睛不转。

【来源】民间验方。

外敷外用方 >>>>>>

芥末敷面方

【配方】老醋、芥末粉各适量。

【用法】将二者调匀为糊状，敷在歪斜的一侧脸，只留出眼睛，每日1次。

【功效】本方活血化瘀，主治中风引起的口眼歪斜。

【来源】民间验方。

鲜苍耳熏洗方

【配方】鲜苍耳根60克。

【用法】加水2500毫升，煮沸，熏洗患肢，每日1次，7次为1疗程。

【功效】主治中风肢肿。

【来源】民间验方。

菊花乌芩粉

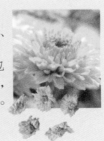

【配方】菊花、川乌、草乌、羌活、黄芩各等份。

【用法】上方共研细末，用棉花包裹，塞在鼻孔内，向左歪塞右鼻孔，向右歪塞左鼻孔，48小时换1次。

【功效】中风口眼歪斜。

【来源】民间验方。

失眠

失眠患者应注意精神调摄，解除烦恼，避免情绪紧张、疑虑。睡前吃少量的高蛋白食物，忌喝浓茶、咖啡。建立有规律的睡眠习惯，按时就寝，日间不睡。睡前避免刺激性活动，不读易引起兴奋的书籍，不看令人激动的电视节目。

中草药方 >>>>>>>

●莲心饮

【配方】莲心 30 个，盐少许。

【用法】将莲心水煎，食前加盐少许，每晚睡前服。

【功效】养心安神。主治失眠。

【来源】民间验方。

●虫草酒

【配方】冬虫夏草 15 ~ 30 克，白酒 500 毫升。

【用法】用白酒将冬虫夏草泡 7 日后服，每次服 10 ~ 20 毫升，每日 2 ~ 3 次。

【功效】主治失眠。

【来源】民间验方。

●蚕蛹浸酒

【配方】蚕蛹 100 克，米酒 500 毫升。

【用法】浸泡1月后饮用，每次饮2匙，每日2次。
【功效】主治失眠。
【来源】民间验方。

食疗药方 >>>>>>

●柏子仁蒸猪心

【配方】柏子仁10克，猪心1具。
【用法】先将猪心用清水洗净血污，再把洗净的柏子仁放入猪心内，二者共放入瓷碗中加少量水上锅隔水蒸煮至肉熟，加盐调味，每日分2次食完。
【功效】安神养心。治疗失眠症。
【来源】民间验方。

外敷外用方 >>>>>>

●吴茱萸贴方

【配方】吴茱萸9克，米醋适量。
【用法】吴茱萸研成细末，米醋调成糊，敷于涌泉穴上，盖以纱布，胶布固定。
【功效】主治失眠。
【来源】民间验方。

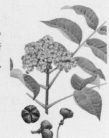

神经衰弱

神经衰弱是神经症中最常见的一种，是指精神容易兴奋和脑力容易疲乏，并常伴有一些心理上的障碍。病前可有情绪紧张和精神压力史，多见于中青年人。

中草药方 >>>>>>

●竹叶宁心茶

【配方】鲜竹叶60克。

【用法】加水浓煎，取汁代茶饮。每日1剂，分上、下午2次饮服。

【功效】主治神经衰弱属阴虚火旺者，症见心烦不寐、口舌生疮等。

【来源】《圣济总录》。

●芡实合欢皮茶

【配方】芡实25克，合欢皮15克，甘草3克，红茶1克，红糖25克。

【用法】合欢皮、芡实、甘草加水1000毫升，煮沸30分钟，去合欢皮和甘草渣，加入红糖，再煎至300毫升，后加红茶即可。分3次温服，日服1剂。

【功效】主治神经衰弱，症见目眩失眠、倦怠疲乏、胸闷不舒等。

【来源】民间验方。

● 鸡肝蜜汁

【配方】蜂蜜 200 毫升，新鲜鸡肝 3 具。

【用法】鸡肝洗净，白布包好，压出汁入蜜内。分 3 日服，每日 3 次，饭前服。

【功效】主治神经衰弱。

【来源】民间验方。

● 白人参酒

【配方】白人参 50 克（切碎），60 度白酒 500 毫升。

【用法】白人参浸酒中密封 15 日以上，每日振摇 1 次。每日晚餐饮用 10 ～ 30 毫升。

【功效】主治神经衰弱。

【来源】民间验方。

● 枣仁黄花饮

【配方】酸枣仁 20 粒，黄花菜 20 根。

【用法】2 物共炒至半熟，捣碎研成细末，温水冲服，睡前 1 次服完，连服 10 ～ 15 日。

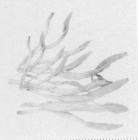

【功效】舒肝解郁，健脾理气。主治神经衰弱引起的精神抑郁、倦怠疲乏等症。

【来源】民间验方。

食疗药方 >>>>>>>

● 苁蓉羊肉粥

【配方】肉苁蓉10～15克，精羊肉100克，大米100克，盐、葱白、生姜各适量。

【用法】分别将羊肉、肉苁蓉洗净切细，先用砂锅煎肉苁蓉取汁，去渣入羊肉、大米同煮，待煮熟后加盐、葱、姜共煮为粥。5～7日为1疗程。

【功效】主治肾阳不足型神经衰弱。

【来源】《医食同源》。

● 陈茶粥

【配方】陈茶叶5克，大米50～100克。

【用法】茶叶煮汁去渣，入大米同煮为粥，上、下午各食1次，睡前不宜服。

【功效】主治神经衰弱。

【来源】民间验方。

● 酒煮猪脊髓

【配方】黄酒500毫升，猪脊髓1具。

【用法】将脊髓切碎，同黄酒入砂锅内煮烂，分2～3次食完。

【功效】主治神经衰弱。

【来源】民间验方。

● 酸枣仁粥

【配方】酸枣仁 30 克，大米 50 克。

【用法】先用水煮酸枣仁 30 分钟，去渣取汁，用汁加米做粥，每晚做夜宵食之。

【功效】主治阴虚火旺型神经衰弱，症见心烦不寐等。

【来源】《饮膳正要》。

● 百合蛋黄汤

【配方】百合 20 克，鸡蛋 1 个。

【用法】百合水浸一夜，以泉水煮取 1 碗，去渣，冲入蛋黄 1 个，每次服半碗，每日 2 次。

【功效】适于病后神经衰弱、坐卧不安，以及妇女患有歇斯底里病症者。

【来源】《金匮要略》。

外敷外用方 >>>>>>>

● 茶叶枕头

【配方】泡饮后的茶叶（晒干），茉莉花茶（少量）。

【用法】2 物拌匀装入枕头，睡时枕之。

【功效】主治神经衰弱。

【来源】民间验方。

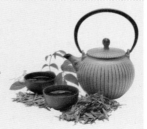

头痛

头痛是临床常见的症状之一，可由许多急慢性疾病引起。

对于一些有特殊证候的头痛，如伴有视力障碍，呕吐而不恶心，头痛剧烈难忍者，应及时请专科医生诊治，以免贻误病情。

中草药方 >>>>>>

●绿茶菊花蜜

【配方】蜂蜜 25 克，菊花 15 克，绿茶 1 克。

【用法】菊花加水 600 毫升，煮沸 5 分钟，加入绿茶、蜂蜜即可。每日服 1 剂，分 3 次服完。

【功效】本方适用于风热头痛。

【来源】《蜂产品治百病》。

●蜂蜜水

【配方】蜂蜜 50 克。

【用法】饮酒前或饮酒后口服蜂蜜水 1 杯。

【功效】本方适用于预防及治疗酒醉头痛。

【来源】民间验方。

●柠檬蜜汁

【配方】蜂蜜 20 克，柠檬 1 个。

【用法】将柠檬榨汁，与蜂蜜混合，加入少量矿泉水，睡前服用。

【功效】本方适用于因喝酒过量引起的头晕、头痛。

【来源】《蜂产品治百病》。

食疗药方 >>>>>>

◦川芎三七鸡肉汤

【配方】鸡肉（切块）90克，川芎
15克，三七（打碎）6克，当归
12克，枸杞子15克。

【用法】全部用料洗净，一齐放入
锅内，加清水适量，大火煮沸后，
小火煮2小时，调味即可。

【功效】活血补血，止头痛。适用于偏头痛属于血
虚血瘀者。

【来源】《煲汤治百病》。

◦芹菜粥

【配方】粳米150克，芹菜（切段）100克，盐、
味精各适量。

【用法】粳米放入锅中，加入冷水约1500毫升，
用大火煮沸，将芹菜段加入锅中，改小火熬煮至
粥浓，加盐、味精调匀即可。

【功效】本方有清肝火之功，适用于肝火头痛。

【来源】民间验方。

自汗、盗汗

自汗与盗汗是指人体在没有任何外来因素的情况下自行汗出的一种病理状态。凡不因劳动、穿衣、天气、药物等因素影响,白天时时汗出,动辄益甚者,为自汗;睡中汗出,醒来即止者,为盗汗。

中草药方 >>>>>>>

●枇杷叶红枣饮

【配方】炒枇杷叶25克,红枣5枚。

【用法】水煎,临睡前服之。

【功效】此方治无兼症之盗汗。

【来源】民间验方。

【说明】枇杷叶必炒才有效,红枣以体硕肉厚者为上选。

●麻黄根茶

【配方】绿茶1克,麻黄根2克。

【用法】茶叶预先放入茶杯。麻黄根洗净滤干,在小锅内用冷水半碗,中火烧开后立即将麻黄根及沸水一起冲入茶杯,加盖5分钟后可饮,头汁饮之将尽,可复泡续饮,至味淡为止。

【功效】主治自汗、盗汗。

【来源】民间验方。

●甲鱼血酒

【配方】甲鱼 1 只，黄酒适量。

【用法】取甲鱼鲜血，以热黄酒冲服，当日服完，持续服之。

【功效】主治盗汗。

【来源】民间验方。

●羊脂酒

【配方】羊脂（或牛脂）、黄酒各适量。

【用法】羊脂温酒化服，频饮之。

【功效】主治汗出不止。

【来源】民间验方。

食疗药方 >>>>>>

●米酒炖泥鳅

【配方】泥鳅 250 克，米酒适量。

【用法】泥鳅洗净，加米酒炖服。

【功效】主治盗汗。

【来源】民间验方。

●牡蛎蚬肉汤

【配方】干牡蛎、蚬肉各 60 克，韭菜根 30 克。

【用法】上物全部入锅，加水煮，熟后食用。

【功效】主治盗汗。

【来源】民间验方。

【说明】牡蛎、蚬均有滋阴作用,是治疗盗汗的良药,韭菜根则能帮助恢复体力。

米酒炖猪肉

【配方】猪肉250克,米酒500毫升,白糖、盐各适量。

【用法】猪肉与米酒同炖熟,加白糖适量,盐调味,1天内吃完,连食2天。

【功效】主治盗汗。

【来源】民间验方。

【注意】湿热痰饮者慎食。

外敷外用方 >>>>>>

药膏敷贴方

【配方】五倍子、郁金各等份,蜂蜜适量。

【用法】前2味混合研为末,加入蜂蜜调和成膏,取适量药膏分别敷贴于涌泉、灵墟、神阙穴,盖以纱布,胶布固定,每日换药1次,7~10日为1疗程。

【功效】主治自汗。

【来源】民间验方。

【说明】涌泉位于足心稍前,神阙即肚脐,灵墟位于第三肋间隙中,前正中线旁开2寸处。

水肿

水肿是指水液泛滥于肌肤，引起眼睑、头面、四肢、腹背甚则全身浮肿的病证。

水肿初期，应吃无盐饮食，肿势渐退后，可进少盐饮食，待病情好转后逐渐增加。

中草药方 >>>>>>

● 桃花蜜

【配方】蜂蜜 600 克，鲜桃花 60 克，白糖 60 克。

【用法】将鲜桃花烘干，放入大口瓶中，然后倒入蜂蜜，搅拌 10 分钟，蜜上面再盖一层白糖，密封贮于阴凉处 10 日即可。去桃花瓣，开水冲服。日服 10 克，分 1～2 次服。

【功效】本方适用于水肿、便秘、小便不利等症。

【来源】《蜂产品治百病》。

● 花生仁梅肉方

【配方】花生仁、梅肉各 45 克，大蒜 30 克。

【用法】上述诸物煮熟食用。

【功效】主治营养不良性水肿。

【来源】民间验方。

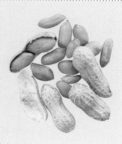

食疗药方 >>>>>>>

● 茶叶粥

【配方】茶叶 10 克，大米 50 克，白糖适量。

【用法】用茶叶煎浓汁 100 毫升，去渣，入大米、白糖，加水 400 毫升，煮为稀粥。每日 2 次，温服。

【功效】主治心源性水肿。

【来源】民间验方。

● 葱麻鲤鱼

【配方】鲜鲤鱼 300 克，葱白 1 把，麻子 400 克，盐、豆豉各适量。

【用法】麻子煎取汁和鱼、葱煮熟，再加少许盐、豆豉，空腹慢食。

【功效】主治全身浮肿。

【来源】民间验方。

● 甜酒煮黄豆

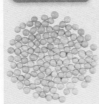

【配方】黄豆 250 克，甜酒适量。

【用法】黄豆加水 1000 毫升，煮至 250 毫升，加入甜酒适量，每日分 3 次服。

【功效】主治营养不良性水肿。

【来源】民间验方。

中暑

中暑是发生在夏季或高温作业下的一种急性病。

发生中暑后，应迅速将患者放置在通风的环境下，并采取冷敷、酒精擦浴等措施。如出现循环衰竭、脱水、昏迷等严重病情时，应及时进行抢救。

中草药方 >>>>>>

●藿香消暑茶

【配方】绿豆60克，鲜藿香叶30克，青蒿30克，白糖20克，茶叶10克。

【用法】将前3味药煎水冲茶叶、白糖，每次1碗，每日3次。

【功效】主治中暑烦闷不安、倦怠少食者，亦可用于预防暑热症。

【来源】《偏方妙用》。

●黄瓜蜜条

【配方】黄瓜1500克，蜂蜜100克。

【用法】黄瓜洗净切条，放砂锅内加水少许，煮沸后去掉多余的水，趁热加蜜调匀，煮沸，随意食用。

【功效】主治中暑。

【来源】民间验方。

● 山楂决明茶

【配方】山楂50克，决明子30克（炒熟研碎），茶叶10克，白糖15克。

【用法】上药加水1000毫升，煎煮20分钟后加白糖，冷后饮用。

【功效】主治中暑头痛眩晕。

【来源】民间验方。

外敷外用方 >>>>>>>

● 鼻嗅方

【配方】锈铁1块，醋适量。

【用法】将锈铁烧红，在患者鼻前淬醋熏之，以患者苏醒为度。

【功效】主治中暑神昏。

【来源】《中医内科急证诊治》。

● 烟熏法

【配方】沉香、檀香各适量。

【用法】将2药烧烟，令香气四溢。使患者窍透神醒。

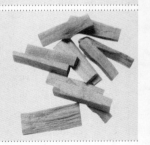

【功效】主治中暑。

【来源】民间验方。

眩晕

眩晕是一种症状，病人可感觉头晕眼花，严重时就好像坐在船上或车中摇晃不已，站立不稳，有时感觉房屋在旋转，眼前物体模糊不清，有的甚至不能睁开眼睛，否则就觉天昏地暗、恶心呕吐、出冷汗。

中草药方 >>>>>>>

●玉米须煎

【配方】玉米须 30 克。

【用法】玉米须加水两盅煎成 1 盅，空腹服下。连服 3 ~ 6 次。

【功效】本方主治头晕眼花、胸脘痞闷、少食多寐等。

【来源】民间验方。

●牡蛎杞子饮

【配方】牡蛎 18 克，龙骨 18 克，枸杞子 12 克，制首乌 12 克。

【用法】先将牡蛎、龙骨加水先煎 20 分钟，再加枸杞子和制首乌煎水，取汁去渣。分顿饮服。

【功效】本方养肝明目，主治肝阳上亢型眩晕，症见头晕眼花、面颊潮红、心烦易怒、口渴口苦等。

【来源】民间验方。

●杨梅酒

【配方】熟透鲜杨梅、米酒各适量。

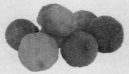

【用法】用干净纱布绞取鲜杨梅汁液,加入等量米酒,拌匀即成。成人每次服30～60毫升,早晚各1次。

【功效】主治劳累过度引起的眩晕。

【来源】民间验方。

●天麻绿茶饮

【配方】绿茶2克,天麻3～5克(切片)。

【用法】上2物放入茶杯中,用开水冲泡,立即加盖,5分钟后可趁热饮,再泡再饮。

【功效】主治眩晕。

【来源】民间验方。

●茭白芹菜饮

【配方】鲜茭白30克,鲜芹菜30克。

【用法】将新鲜茭白、芹菜,分别剥壳,洗净,切成小段,放于锅内。加水适量,煎煮10分钟后,取汁去渣,饮服。

【功效】本方主治肝阳上亢型眩晕,症见头晕眼花、心烦易怒、大便秘结、小便黄赤等。

【来源】民间验方。

● 菊花汤

【配方】菊花、山楂、乌梅、白糖各 15 克。

【用法】前 3 味水煎，入白糖于药液中服用。

【功效】主治各型眩晕，一般服 2 ~ 3 剂即见效。

【来源】《四川中医》，1991（3）。

食疗药方 >>>>>>>

● 当归猪蹄汤

【配方】猪蹄 1 对，当归 30 克。

【用法】将猪蹄去毛洗净，与当归同放于锅内，加水煮汤。熟后去当归，吃猪蹄饮汤，每日 2 ~ 3 次。

【功效】养血补虚，主治气血亏虚型眩晕。

【来源】民间验方。

● 杏子粥

【配方】鲜杏 5 ~ 10 枚，大米 100 克，冰糖适量。

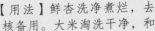

【用法】鲜杏洗净煮烂，去核备用。大米淘洗干净，和冰糖一起加水 600 ~ 800 毫升煮成粥。粥将熟时加入杏肉，微煮数沸即可。每日早、晚温热服食。

【功效】本方化痰降浊，主治痰浊上扰型眩晕。

【来源】民间验方。

● 决明子粥

【配方】炒决明子 10 克，大米 100 克，冰糖少许。

【用法】先将决明子加水煎煮 10～20 分钟，取汁去渣。再加入洗净的大米和冰糖少许煮成粥，即可食用。

【功效】本方清热平肝明目，主治肝阳上亢型眩晕。

【来源】民间验方。

● 花生粥

【配方】花生 45 克，大米 60 克，冰糖适量。

【用法】将花生连衣捣碎，和洗净的大米一起放于锅内，加入适量水和冰糖，煮成粥即可。每日早晨空腹温热食之。

【功效】本方活血化瘀，主治眩晕。

【来源】民间验方。

● 甲鱼烩乌鸡

【配方】甲鱼 1 只（500 克左右），乌鸡 1 只，料酒、盐、葱、姜各适量。

【用法】将甲鱼和乌鸡洗净（去毛及内脏），分别切成块，放于砂锅中，加入水和调料，烩熟至酥便成。连肉带汁服食。

【功效】本方滋阴补肾、养血补虚，适用于体虚所致的眩晕。

【来源】民间验方。

山楂粥

【配方】山楂15克，大米50克。

【用法】山楂浸泡，加水适量，煎煮15分钟，取汁浓缩成150毫升。再加水400毫升，将洗净的大米放进汁水内，煮成粥。早晚各服1次。

【功效】本方祛瘀血、扩血管，用于治疗眩晕症。

【来源】民间验方。

黄芪猪肝汤

【配方】猪肝500克，黄芪60克，盐适量。

【用法】将猪肝洗净，切成薄片，黄芪切片后用纱布包好，一同放于锅内，加水煨汤。熟后去黄芪，稍加盐调味，吃肝饮汤。

【功效】本方益气养血，用于妇女产后气虚血少之眩晕。

【来源】民间验方。

清蒸天麻鲫鱼

【配方】鲫鱼1条（500克左右），天麻5克，葱、姜、盐、料酒、鸡精各适量。

【用法】将鲫鱼去鳞及内脏洗净，加入调料，盛放于盘中。将天麻洗净，切成片，放于鱼上或两侧，加少量水于笼中隔水蒸熟，即可食用。

【功效】主治肝阳上亢型眩晕。

【来源】民间验方。

●香菇炒木耳

【配方】香菇 30 克,黑木耳 10 克,盐、味精各适量。

【用法】香菇洗净,黑木耳放于水中发好。二者放于油锅中炒熟,放适量盐、味精即成。

【功效】本方凉血止血,可降低血液黏稠度,治疗头晕眼花、少食多寐等症。

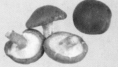

【来源】民间验方。

●银杞干贝羹

【配方】银耳 10 克,枸杞子 10 克,干贝 15 克,盐、味精各适量。

【用法】银耳洗净,用水发好,枸杞子洗净,干贝水发。3 物放于锅中加入鲜汤及调料,烩煮成羹,即可食用。

【功效】本方养阴柔肝,治疗眩晕。

【来源】民间验方。

●羊头烩

【配方】羊头 1 个,葱、姜、盐、鸡精、黄酒各适量。

【用法】羊头洗净,放入盆内,上笼用武火蒸至熟透,取出稍冷,切成 2 厘米长、1.2 厘米厚的块。放入锅内,加清水和调料,用武火烧至入味即成。

【功效】祛风眩,补虚羸。治虚风内动之眩晕。

【来源】民间验方。

伤寒

伤寒是由伤寒杆菌引起的急性胃肠道传染病，潜伏期约 2 周，至少 4 周可痊愈。初起的表现是食欲锐减、浑身倦怠、失眠、脾肿、腹满、口渴、头痛等，体温高达 39～41℃；第 2 周高热不退，伴便秘或泄泻，胸腹部有淡红色的玫瑰疹；第 3 周则易发生肠出血或肠穿孔；第 4 周神志渐清，各症渐退，已现痊愈之状。

中草药方 >>>>>>

● 当归地黄酒

【配方】生地黄 50 克，当归尾 500 克，黄酒 500 毫升。

【用法】将上药捣细碎，以黄酒煎煮，去渣即可。每日 3 次，每次温饮 20 毫升。

【功效】本方清热解毒、凉血止血，主治伤寒身热烦躁。

【来源】民间验方。

● 桑葚茶

【配方】桑葚 15 克。

【用法】以桑葚煮水代茶饮。

【功效】清热解毒，凉血止血。主治湿热型伤寒。

【来源】民间验方。

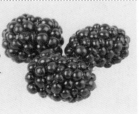

● 豆叶茶

【配方】白扁豆叶 100 克。

【用法】扁豆叶捣汁，开水冲服，每日 1 次。

【功效】主治身热不退、面色淡黄之伤寒。

【来源】民间验方。

● 白术酒

【配方】白术 30 克，白酒 300 毫升。

【用法】将白术研碎，入酒煎至 100 毫升。每服 20 ～ 30 毫升。

【功效】本方清利湿热、理气和中，主治伤寒。

【来源】《奇效良方》。

● 西瓜煨蒜瓣

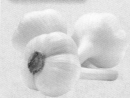

【配方】大西瓜 1 个，大蒜适量。

【用法】西瓜切开蒂部，挖出瓤和子，装满大蒜瓣，仍以蒂盖好，用纸筋泥封固，埋于糠火中，煨透取出，研成细粉。每日 2 次，每次吞服 3 克。

【功效】本方清热泻火、甘寒生津，主治热邪内结之伤寒。

【来源】民间验方。

食疗药方 >>>>>>

● 薏苡仁粥

【配方】薏苡仁 50 克。

【用法】薏苡仁水煮成稀粥，每日 2 次，分服。

【功效】芳化宣透，清利湿热。主治湿热型伤寒。

【来源】民间验方。

● 粮豆点心

【配方】芡实、莲子、山药、白扁豆各等份，白糖适量。

【用法】前 4 味研磨成细粉，每次 30～60 克，加适当白糖，蒸熟，做点心吃。

【功效】本方清利湿热、理气和中，主治伤寒属脾胃不和者。

【来源】民间验方。

外敷外用方 >>>>>>

● 吴茱萸敷贴方

【配方】吴茱萸 75 克，葱白、黄酒各适量。

【用法】吴茱萸研粗粉，葱白切碎，拌入黄酒，蒸热，布包熨脐及足心，药冷则再蒸再熨。

【功效】主治伤寒。

【来源】民间验方。

霍乱

霍乱是由霍乱弧菌引起的，以起病急骤、突然发作、上吐下泻、腹痛或不痛为特征的疫病。为预防霍乱，人们平时要注意环境清洁、饮食卫生，常吃大蒜。若患此症要尽速医治，患者应隔离，以免传染他人。

中草药方 >>>>>>

●肉豆蔻饮

【配方】肉豆蔻 6 克。

【用法】将肉豆蔻研为细末，以温水送服，每日 2 次。

【功效】主治寒性霍乱，除腹泻不止外，另见体温下降、四肢厥冷、两目深陷等。

【来源】民间验方。

外敷外用方 >>>>>>

●生姜擦拭方

【配方】生姜 1 块，盐适量。

【用法】生姜切下 2 片，中夹盐，蘸水用力擦患者的胸口 15 分钟以止吐。再擦患者尾闾以上，脊骨两旁，即所谓"命门"一带，一般也是 15 分钟，以止泻。

【功效】主治霍乱。

【来源】民间验方。

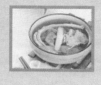

外科病

疔疮

疔疮发病迅速，初起如粟，坚硬根深，继则焮红发热，肿势渐增，疼痛剧烈，脓溃疔根出，则肿消痛止而愈。常见的疔疮有以下几种：蛇头疔、鱼脐疔、眼疔、锁口疔。

中草药方 >>>>>>

核桃槐花饮

【配方】槐花（微炒）、核桃仁各 60 克，酒 100 毫升。

【用法】上 3 味加水适量煎服，每日 2 次。

【功效】主治疔疮肿毒及一切痈疽发背。

【来源】民间验方。

荔枝海带饮

【配方】海带 15 克，荔枝干果 5 枚，黄酒适量。

【用法】上 3 味加水适量煎服，每日 1 剂。

【功效】主治疔毒。

【来源】民间验方。

葱白明矾方

【配方】葱白、明矾各适量。

【用法】明矾研为细末，葱白煨熟，捣和为丸，如梧桐子大，每服 6 克，温酒送下，每日 2 次。

【功效】主治疔疮肿毒。

【来源】民间验方。

【注意】久病者及孕妇不可服。

●苦瓜叶酒

【配方】苦瓜叶、黄酒各适量。

【用法】苦瓜叶晒干研末，黄酒送服，每次10克。

【功效】主治疔毒痛不可忍。

【来源】民间验方。

●冬菊酒

【配方】苦小朵菊花，白酒适量。

【用法】酒入砂锅，煮菊花，饮至尽醉，渣敷患处。

【功效】主治一切恶疔初起。

【来源】民间验方。

外敷外用方 >>>>>>

●芋艿外敷方

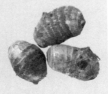

【配方】生芋艿头、盐各适量。

【用法】将生芋艿头加盐少许，捣烂敷于患处，1日2次。

【功效】主治蛇头疔。

【来源】民间验方。

【注意】如有皮肤过敏者，以生姜捣汁，轻轻擦拭可解。

葱蜜敷贴方

【配方】葱、蜜、醋各适量。

【用法】刺破疔疮挤去败血，葱、蜜共捣，敷于患处，2小时后用微温醋汤洗去。

【功效】主治疔疮恶肿。

【来源】民间验方。

【注意】颜面部禁用。

荞麦面除疔方

【配方】荞麦面500克。

【用法】将面揉好，患者脱掉上衣坐好，以揉好的面在其前胸后背用力揉搓，面上掺有丝状的细线毛，细长如羊毛，这便是羊毛疔。此时再换1块荞麦面继续揉搓，约揉过10块后，让患者安睡，一觉而愈。

【功效】主治羊毛疔。

【来源】民间验方。

半边莲外敷方

【配方】半边莲根、白酒各适量。

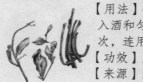

【用法】半边莲根洗净，捣烂如泥，入酒和匀再捣，敷患处，每日2～3次，连用3～5日。

【功效】主治蛇头疔。

【来源】民间验方。

●葱韭丝瓜方

【配方】连须葱白、丝瓜叶、韭菜各适量。

【用法】上3味洗净共捣烂，以酒调和，病在左手贴左腋下，在右手贴右腋下，在左足贴左胯，在右足贴右胯，盖以纱布，胶布固定。

【功效】主治鱼脐疔初起。

【来源】民间验方。

●葱蜜蒲公英方

【配方】蒲公英、蜂蜜、葱白各30克。

【用法】将蒲公英、葱白洗净，共捣成泥状，加入蜂蜜调匀成膏。用时将其摊于纱布上，外敷患处以胶布固定，每日换药1次，连敷数日。

【功效】本方适用于疔疮。

【来源】《蜂产品治百病》。

●菊叶敷贴方

【配方】菊花叶、黑糖各适量。

【用法】菊花叶与等量黑糖同捣成泥状，贴于患部，至多3～5次。

【功效】主治膝盖毒疔。

【来源】民间验方。

痈疮

　　痈是指多个相邻的毛囊及皮脂腺的化脓性感染，有时由一个疖或多个疖发展而成，常发生于较粗厚的皮肤处，如颈后部、腰背部等。

　　本病相当于现代医学的蜂窝织炎、急性脓肿等病。

中草药方 >>>>>>

●银花茶

【配方】茶叶2克，干金银花1克。

【用法】上2味用沸水冲泡6分钟后饮用。饭后饮1杯。

【功效】排毒消肿。主治脓熟破溃，伴头痛、心烦口渴、便秘等症。

【来源】民间验方。

●二草茶

【配方】绿茶3克，甘草10克，白花蛇舌草100克（鲜品250克），酒适量。

【用法】先将后2味加水浸过，加酒，文火煎至100毫升，捞出渣后，加入绿茶。分4次服，日服1剂。

【功效】清热解毒，活血祛瘀。主治痈疮初起。

【来源】民间验方。

● 螃蟹浸酒

【配方】螃蟹数只，白酒适量。

【用法】螃蟹洗净捣烂，加白酒浸1小时，加热内服。

【功效】主治痈疽疥疮。

【来源】民间验方。

● 萝卜盐水茶

【配方】白萝卜100克，茶叶5克，盐适量。

【用法】白萝卜洗净切片，加盐煮烂，掺入茶叶，每日服2次。

【功效】主治痈疮、疖肿等。

【来源】民间验方。

食疗药方 >>>>>>>

● 蒲公英银花粥

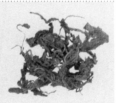

【配方】蒲公英50克（或鲜品全草80克），金银花100克，大米100克。

【用法】将蒲公英洗净切碎，同金银花煎取药汁，去渣，入大米同煎成稀粥。1日分2次温服，3～5日为1疗程。

【功效】主治痈疮初起伴恶寒发热、头痛、饮食减少者。

【来源】民间验方。

绿豆糯米粥

【配方】绿豆、糯米各50克。

【用法】先将绿豆煮烂，再入糯米以武火煮成稀粥，吃时可加糖调味，早晚餐服食。每日1次，连服数日。

【功效】本方具有培补气血之功效，适用于痈疽收口期。

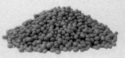

【来源】民间验方。

外敷外用方 >>>>>>

猪脂敷贴方

【配方】猪脂（又称猪板油）1块。

【用法】猪脂投入冷水中，约3小时后去膜，切片敷患处，热则换。

【功效】主治痈疽，一般数日后即可消除。

【来源】民间验方。

干姜米醋方

【配方】干姜、米醋各适量。

【用法】将干姜炒紫，研为细末，用米醋调如泥状，敷于四周留头，药干则换。

【功效】主治外痈初起。

【来源】民间验方。

● 葱头糯米膏

【配方】连须葱头、糯米饭各适量。

【用法】2味共捣如膏状，敷
于患处，盖以纱布，肢布固
定，每日换药1次。

【功效】主治牛头痛（指生
于膝上的痈疽）。

【来源】民间验方。

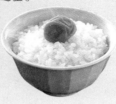

● 葱蜜外敷方

【配方】生葱、蜜糖各适量。

【用法】上药捣烂如泥状，外敷患处，用敷料或绷
带固定，每日1次，10日为1疗程。

【功效】本方清热解毒、活血祛瘀，主治痈疽初起，
症见局部红肿热痛，伴有恶寒发热、头痛、饮食减
少等。

【来源】民间验方。

● 醋糊敷贴方

【配方】葱白、米粉、米醋各适量。

【用法】前2味炒黑，研为细末，以醋调如糊状。
敷于患处，盖以纱布、胶布固定，每日换4次。

【功效】主治外痈肿硬无头、不变色者。

【来源】民间验方。

丹毒

丹毒是由乙型溶血性链球菌引起的皮肤黏膜网状淋巴管炎，又称急性淋巴管炎。因患处皮肤红赤，如丹涂脂染，故名丹毒。

中草药方 >>>>>>

● 蒲公英茶

【配方】鲜蒲公英 30 克（干品 20 克）。

【用法】蒲公英洗净，加水适量，煎汤代茶。

【功效】清血热，祛风毒。主治抱头火丹。

【来源】《实用中医外科学》。

● 马齿苋茶

【配方】鲜马齿苋 30 克（干品 20 克）。

【用法】马齿苋洗净，加水适量，煎汤代茶饮。

【功效】主治抱头火丹。

【来源】《实用中医外科学》。

● 荔枝海带酒

【配方】海带 15 克，荔枝干果 5 枚，黄酒适量。

【用法】前 2 味以黄酒和水适量煎服。

【功效】清热利湿。

【来源】民间验方。

食疗药方 >>>>>>>

丝瓜粥

【配方】嫩丝瓜1条，大米50克，白糖适量。

【用法】如常法煮米做粥，半熟时放入洗净切成粗段的丝瓜，待粥熟去丝瓜，加糖，顿服。

【功效】本方清热解毒，主治抱头火丹。

【来源】民间验方。

外敷外用方 >>>>>>>

姜蜜外敷方

【配方】干姜、蜂蜜各适量。

【用法】干姜研为细末，蜜调如泥敷患处，盖以纱布，每日换药1次。

【功效】主治丹毒。

【来源】民间验方。

豆腐樟脑方

【配方】豆腐250克，樟脑末3克。

【用法】豆腐与樟脑末调成糊状，涂敷在患处，豆腐变干时更换，每日5～6次。

【功效】主治下肢丹毒。

【来源】民间验方。

·茶叶散

【配方】茶叶5克。

【用法】茶叶用开水冲泡后，捣烂或嚼烂即可。外敷患处，每日换药1次。

【功效】本方清热利湿，适用于小腿丹毒初期。

【来源】《中国民间小单方》。

·赤豆蛋清糊

【配方】赤小豆30克，鸡蛋清2个。

【用法】赤小豆研细末，以鸡蛋清调和如糊状，涂敷患处，以愈为度。

【功效】本方清热利湿，主治小腿丹毒初起，症见恶寒发热、小腿或足部红肿热痛等。

【来源】《圣济总录》。

·油菜方

【配方】油菜适量。

【用法】将油菜捣烂，用洁净纱布绞汁1小杯（约30毫升）。饮用，每日3次，连服3～5日。并用油菜叶捣烂敷患处。每日更换2次，连敷4～5日。

【功效】本方具有清热解毒之功，主治头面部丹毒。

【来源】民间验方。

● 乌龙膏

【配方】陈小麦（愈久愈好）、米醋各适量。

【用法】陈小麦研粉，炒至黄黑色，冷定研末，以陈米醋调成糊，熬如黑漆，瓷罐收之。

【功效】清血热，祛风毒。主治抱头火丹。

【来源】民间验方。

● 芙蓉膏

【配方】干木芙蓉花或叶、凡士林适量。

【用法】木芙蓉花研极细末，过120目筛，在粉中加入凡士林，按1：4比例配方，调匀贮瓶备用。用此方涂敷患处，涂敷面宜超过患处边缘1～2厘米，每日涂敷3～4次。

【功效】主治丹毒。

【来源】《浙江中医杂志》，1991（10）。

● 槐花茶调散

【配方】绿豆粉、槐花各等份，细茶30克。

【用法】将绿豆粉与槐花同炒，如象牙色为度，研末备用；另将细茶加水适量，煎汤汁1碗，露一夜，备用。每次以槐花与绿豆粉末9克，用露夜茶汁调敷患处，每日1次。

【功效】主治小腿丹毒，症见头痛骨痛、皮肤发亮等。

【来源】《摄生众妙方》。

扭伤踝关节

踝关节负重较大，故受伤机会较多。关节扭伤后应及时处理，原则是制动和消肿散瘀，使损伤的组织得到良好的修复。关节积血较多，应在无菌条件下及时抽出，以免造成关节内粘连。

中草药方 >>>>>>

●甜瓜子酒

【配方】甜瓜子9克，黄酒适量。

【用法】甜瓜子研细末，用黄酒1盅送服，每日2次。

【功效】主治踝关节扭伤。

【来源】民间验方。

外敷外用方 >>>>>>

●韭菜敷贴方

【配方】鲜韭菜250克，盐3克，白酒30克。

【用法】将韭菜切碎，加盐拌匀，捣成菜泥，外敷于损伤表面，以清洁纱布包住并固定，再将酒分次倒在纱布上，保持纱布湿润。敷3～4小时后去掉韭菜泥和纱布，第2日再敷1次。

【功效】主治足踝部软组织损伤。

【来源】民间验方。

●木瓜大黄方

【配方】大黄 150 克，木瓜、蒲公英各 60 克，栀子、地鳖虫、黄檗、乳香、没药各 30 克。

【用法】上药研细末，凡士林调敷，每日 1 次，3～5 次为 1 疗程。

【功效】主治踝关节扭伤。

【来源】民间验方。

●大葱敷贴方

【配方】大葱适量。

【用法】大葱捣烂，炒熟后敷贴患处，凉则换，每次 20～40 分钟，每日 1～2 次，3～5 次为 1 疗程。

【功效】主治踝关节扭伤。

【来源】民间验方。

●败酱草糊剂

【配方】鲜败酱草、盐各适量。

【用法】将败酱草用清水洗净，加少许盐，捣成稀糊，直接敷于扭伤处，用纱布或绷带包扎即可。每日换药 1 次。

【功效】主治踝关节扭伤，症见局部肿痛、皮下瘀血、踝关节活动受限等。

【来源】《四川中医》，1991（7）。

腰扭伤

急性腰扭伤是指腰部肌肉、韧带、关节囊、筋膜等部位的急性损伤,俗称"闪腰岔气"。常见表现是腰部强直疼痛,前后俯仰及转动受限,行走困难,咳嗽时疼痛加重,腰肌紧张,压痛点明显。

急性腰扭伤多为突然遭受间接外力所致,如搬运重物、用力过度或体位不正。扭伤急性期应卧床休息,并辅以物理疗法。

中草药方 >>>>>>>

● 菠菜汁酒

【配方】菠菜 500 克,黄酒适量。

【用法】菠菜去根洗净,捣烂,用纱布绞汁 100 毫升,用黄酒冲服,每日 2 次。

【功效】主治急性腰扭伤。

【来源】民间验方。

● 补骨脂桃仁饮

【配方】核桃仁 30 克,补骨脂 15 克。

【用法】上 2 味加水适量,煎汤饮服,将核桃仁细嚼吃下。每日 1 次,7 ~ 10 日为 1 疗程。

【功效】本方壮腰补肾,主治急性腰扭伤。

【来源】民间验方。

老丝瓜方

【配方】老丝瓜1个,白酒适量。

【用法】将老丝瓜切片晒干,于铁锅内用文火焙炒成棕黄色,研末,用白酒冲服。每服3克,每日2次,连用3日。

【功效】活血止痛,治疗腰扭伤。

【来源】民间验方。

土鳖黄酒方

【配方】土鳖虫4个,黄酒适量。

【用法】土鳖虫瓦上焙黄,研为细末,黄酒送服。每日早晚各1次,2次服完。

【功效】主治腰扭伤。

【来源】民间验方。

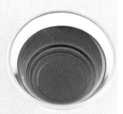

食疗药方 >>>>>>

红花炒鸡蛋

【配方】红花10克,鸡蛋2个。

【用法】将鸡蛋打在碗内,放入红花,搅拌均匀,用油炒熟(不加盐),每日1次。

【功效】主治急慢性腰扭伤。

【来源】民间验方。

<table>
<tr><td>骨折</td><td>骨折是由于遭受外力的伤害，使骨骼的完整性或连续性遭到破坏。骨折的诊断除病史和症状外，应结合X线摄片检查确诊，以了解骨折的移位情况，为治疗提供参考。</td></tr>
</table>

中草药方 >>>>>>

●续断碎补酒

【配方】续断15克，骨碎补15克，枸杞子6克，杜仲10克，白酒500毫升。

【用法】上药放入白酒中，浸半月后开始服用。每日1～2次，每次适量。

【功效】补肝肾，壮筋骨。适用于老年骨折体质虚弱、肝肾不足者。

【来源】民间验方。

●全蟹黄酒饮

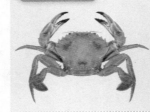

【配方】全蟹（焙干）、黄酒各适量。

【用法】全蟹研末，黄酒送服，每次9～12克。

【功效】主治骨折。

【来源】民间验方。

● 玫瑰花根饮

【配方】玫瑰花根 25 克，黄酒适量。

【用法】玫瑰花根洗净，用黄酒煮，每日早、晚服用。

【功效】主治骨折、跌打损伤。

【来源】民间验方。

● 杨梅根皮酒

【配方】鲜杨梅根皮 30～60 克，糯米饭、黄酒各适量。

【用法】杨梅根皮水煎去渣，冲黄酒。每日 3 次，适量温服。另用鲜杨梅根皮和糯米饭一同捣烂，敷于骨折处。

【功效】本方散瘀止血，主治骨折肿痛，伴发热、倦怠、周身不适等症。

【来源】民间验方。

● 接骨草酒

【组成】接骨草叶 500 克，白酒适量。

【用法】将接骨草叶捣烂，加少许白酒炒至略带黄色，然后用文火煎 6～8 个小时，搓挤出药汁过滤，配成 45％酒精浓度的药酒 500 毫升。用时将接骨草酒浸湿夹板下纱布即可，每日 2～3 次。

【功效】消肿止痛，促进患部毛细血管扩张，改善局部血液循环，有助骨折愈合。

【来源】民间验方。

●月季花汤

【配方】开败的月季花
3～5朵，冰糖30克。
【用法】月季花洗净，加
水2杯，文火煎至1杯。
加冰糖，候温顿服。每日
1～2次，连服3～4周。

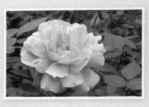

【功效】本方活血化瘀，适用于骨折初期兼气血不调者。
【来源】民间验方。

●牛蹄甲酒

【配方】牛蹄甲50克，黄酒适量。
【用法】牛蹄甲文火煮3～4小时，冲入黄酒少许。
日服2次，每日1剂。
【功效】止血，消瘀，接骨。主要用于骨折初期。
【来源】民间验方。

●生地桃仁酒

【配方】桃仁（炒）、牡丹（去心）、桂枝（去粗皮）
各25克，生地黄汁250毫升，黄酒500毫升。
【用法】前3味共研细末，与后2味同煎，去渣温
饮1盏，不拘时，未愈再饮。
【功效】主治跌打损伤、瘀血在腹。
【来源】民间验方。

·鸭血黄酒方

【配方】鸭血、黄酒各适量。

【用法】鲜鸭血注入热黄酒，饮服。

【功效】主治骨折、跌打损伤。

【来源】民间验方。

·茶叶枸杞叶方

【配方】茶叶、枸杞叶各500克，面粉适量。

【用法】上2味共晒干研末，加适量面粉糊黏合，压成小方块（约4克），烘干即得。每服1块，成人每日2～3次，沸水冲泡饮用。

【功效】主治骨折。

【来源】民间验方。

食疗药方 >>>>>>

·归芪鸡汤

【配方】当归20克，黄芪100克，嫩母鸡1只。

【用法】当归、黄芪与嫩母鸡共煮成汤。每日2次，连服2～3周。

【功效】本方大补气血，适用于骨折后体质虚弱、气血两亏者。

【来源】民间验方。

●蟹肉粥

【配方】新鲜河蟹2只,大米适量。

【用法】大米煮粥,粥成时入蟹肉,再配以适量姜、醋和酱油,即可食用。每日服1～2次,连服1～2周。

【功效】益气养血,接骨续筋。对不耐药苦,脾胃功能较弱的小儿骨折患者尤为合适。

【来源】民间验方。

●益寿鸽蛋汤

【配方】枸杞子、龙眼肉、黄精各10克,鸽蛋4个,冰糖适量。

【用法】前3味同置锅中,加水750毫升煮沸,再把鸽蛋打入锅内,同时将冰糖放锅中同煮,至熟即成。每日1次,连服7日。

【功效】补肝肾,益气血。适用于骨折愈合较慢或久不愈合者。

【来源】民间验方。

●黄芪粥

【配方】生黄芪30～60克,大米100克。

【用法】生黄芪浓煎取汁,加入大米煮粥。早、晚各服用1次。

【功效】本方益气养阴,促进骨折康复。

【来源】民间验方。

外敷外用方 >>>>>>

●大黄生姜方

【配方】大黄、生姜汁各适量。

【用法】大黄研细末，以生姜汁调如糊状。敷患处，盖以纱布，胶布固定。

【功效】主治骨折。

【来源】民间验方。

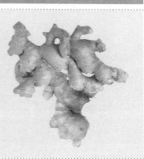

●韭葱地龙方

【配方】韭菜 60 克，葱白 30 克，地龙 20 克。

【用法】上 3 味共捣烂，白酒调敷患处。

【功效】适用于骨折的辅助治疗。

【来源】民间验方。

●绿豆土鳖方

【配方】土鳖 3 只，生绿豆、黄酒各适量。

【用法】绿豆捣成末，用锅炒成紫色，用黄酒调成稠糊，敷于伤处，再用纱布包扎，外用夹板固定。土鳖焙黄研成细末，用黄酒送服。

【功效】适用于骨折的辅助治疗。

【来源】民间验方。

骨结核

骨结核是由结核分枝杆菌侵入骨或关节而引起的化脓性破坏性骨病。祖国医学因其病发于骨或关节，消耗气血津液，致使后期形体羸瘦，正气衰败，缠绵难愈，故名"骨痨"，又因本病成脓之后，可流窜他处形成寒性脓肿，破溃后脓液中伴败絮状痰样物，故又名"流痰"。

中草药方 >>>>>>

●葡萄根方

【配方】葡萄根或藤 60 ～ 90 克，白酒适量。

【用法】葡萄根或藤加酒、水合煎服，并以鲜根皮捣烂敷患处。

【功效】主治寒性脓疡、风毒流痰。

【来源】民间验方。

●乌梢蛇黄酒方

【配方】干燥乌梢蛇（去头、皮研细末）1 条，黄酒适量。

【用法】每次取蛇末 3 克，黄酒冲服，每日 3 次，5 周为 1 疗程。

【功效】主治骨结核。

【来源】民间验方。

食疗药方 >>>>>>

●黄芪虾肉方

【配方】活虾肉 7～10 只，生黄芪 10 克。

【用法】上 2 味同煮为汤，吃虾喝汤，每日 1 次。

【功效】主治骨结核，对寒性脓疡、久不收口者也有效。

【来源】民间验方。

外敷外用方 >>>>>>

●温灸方

【配方】附子 12 克，艾绒 30 克，黄酒适量。

【用法】附子研细捣烂，黄酒调拌，外敷患处，然后温灸。

【功效】主治骨结核。

【来源】民间验方。

●乌赤肉桂方

【配方】草乌 50 克，赤芍 20 克，肉桂 25 克，白酒适量。

【用法】前 3 味共研细末，酒调敷患处。

【主治】适用于骨结核初期。

【来源】民间验方。

肠梗阻

肠梗阻是指肠内容物阻于肠道不能顺利通过而导致的急腹症。其临床表现是阵发性腹部绞痛，腹胀明显，叩之可闻及咚咚的声音，病人呕吐不止，可呕出胃的内容物和胆汁，有时呕出类臭样肠内容物，排气和排便停止等。

中草药方 >>>>>>>

● 大蒜饮

【配方】大蒜 2 ~ 3 头。

【用法】将大蒜捣烂，用开水冲入，在疼痛欲发或已发时服。

【功效】行气健胃，消炎杀虫。主治蛔虫性肠梗阻。

【来源】民间验方。

● 黄米粉合剂

【配方】生大黄粉 15 克，炒米粉 9 克，蜂蜜 60 克。

【用法】将大米炒香（勿焦）研成粉末，合大黄粉调入蜂蜜内，加适量的温开水搅匀备用。每日服 1 汤匙，分 12 次服完，服至排出蛔虫为止。若服完 1 剂未见排出，可以再服。

【功效】主治蛔虫性肠梗阻。

【来源】《中医杂志》，1965（8）。

•萝卜芒硝饮

【配方】鲜萝卜片 1000 克，芒硝 60 克。

【用法】前上 2 味加水 500 毫升，煎取 200 毫升，口服，1 次 1 剂，每日 2～3 次。

【功效】主治肠梗阻。

【来源】民间验方。

•五味通肠饮

【配方】小当归 15 克，乌药 9 克，青皮、陈皮各 6 克。

【用法】前上 5 味加水 500 毫升，煎取 200 毫升。口服，每日 1 剂，分 2 次服。

【功效】主治肠梗阻。

【来源】民间验方。

外敷外用方 >>>>>>>

•丁香敷脐法

【配方】丁香 30～60 克，酒精（75%）适量。

【用法】将丁香研成细末，加酒精调和，将药敷于脐及脐周，直径 6～9 厘米。外用纱布和塑料薄膜覆盖。

【功效】本方温中降逆、行气宽肠，有利于肠梗阻的康复。

【来源】民间验方。

疝
气

　　疝气，指腹腔内容物从腹壁薄弱或缺损处向体表突出而使小腹及阴囊等部位肿痛的一种病证。
　　本病相当于现代医学的腹股沟斜疝，睾丸肿瘤，睾丸鞘膜积液，阴囊象皮痛及急、慢性睾丸炎等。

中草药方 >>>>>>>

●橘核茴香酒

【配方】橘核、小茴香各等份，黄酒适量。
【用法】前2味分别炒香研末，混匀，每次5～10克，临睡前以热黄酒送服。
【功效】主治小肠疝气、睾丸肿痛。
【来源】民间验方。

●生姜茴香丸

【配方】生姜（连皮）120克，大茴香60克，盐30克，黄酒适量。
【用法】上药共捣烂，置砂锅中浸24小时，文火炒干，研为细末，水泛为丸如梧桐子大。每服30～50粒，空腹温酒送下。
【功效】主治小肠疝气。
【来源】民间验方。

椒蛋外敷方

【配方】鸡蛋1个，白胡椒粉适量，药棉1块。

【用法】鸡蛋去蛋黄，铺于药棉上，用白胡椒粉铺匀于蛋白上，包裹患处，用纱布或胶布固定，每日换1次，至愈为止。

【功效】主治疝气。

【来源】民间验方。

外敷外用方 >>>>>>

葱姜蒜外敷方

【配方】生姜120克，葱10根，大蒜1个，麸皮适量。

【用法】前3味共捣烂如泥，敷于患处，再将麸皮炒热，于敷药外烘之。

【功效】主治诸疝初起。

【来源】民间验方。

姜汁浸浴方

【配方】鲜生姜（捣汁）250毫升。

【用法】洗澡，待周身出汗，将姜汁倒入碗中，把阴囊浸入姜汁内。

【功效】主治小肠疝气。

【来源】民间验方。

痔疮　　痔疮是指直肠末端黏膜下和肛管皮下的静脉丛发生扩大曲张所形成的柔软静脉团，包括内痔、外痔及混合痔。症状为便血，直肠脱垂、肿痛，大便习惯改变，局部分泌物增多，甚则流脓流水。

中草药方 >>>>>>

◆愈痔酒

【配方】血三七30克，白酒1000克。

【用法】三七入酒浸泡1周，每晚临睡前服15~20毫升。

【功效】活血止痛，适用于湿热下注型痔疮。

【来源】民间验方。

◆茄子酒

【配方】大茄子3个，酒1000克。

【用法】将茄子用湿纸裹，于灰火内煨熟取出，入瓷罐内，趁热用酒沃之，以蜡纸封口，经3宿去茄子。空腹温服，随量，上药为1疗程量。

【功效】适用于痔疮便血日久、眩晕耳鸣、心悸乏力者。

【来源】《圣济总录》。

木耳芝麻茶

【配方】黑木耳、黑芝麻各60克。

【用法】上2味各分两份，一份炒熟，一份生用。然后生熟混合。每服15克，以沸水冲泡，焖15分钟，代茶频频饮之，每日1～2次。

【功效】主治内痔黏膜糜烂、下血不止。

【来源】《医学指南》。

蕹菜汁蜜膏

【配方】蕹菜2000克，蜂蜜250克。

【用法】蕹菜洗净，切碎捣汁。菜汁放入锅内，先以武火后以文火煎煮浓缩。较稠厚时加入蜂蜜，再煎至稠黏如蜜时，停火，待冷装瓶备用。每次服1汤匙，以沸水冲化饮用，每日2次。

【功效】本方清热止血，适用于外痔。

【来源】民间验方。

健脾益气粉

【配方】山药、薏苡仁、莲子、红枣各100克，糯米500克，白糖适量。

【用法】前5味炒熟后，共为细末。每次取50克，加适量白开水和白糖调匀后服食，每日2次。

【功效】补益气血，适用于痔疮下血。

【来源】民间验方。

食疗药方 >>>>>>>

● 金樱子粥

【配方】大米 100 克，金樱子 30 克。

【用法】将金樱子洗净，加水煮汁 30 分钟，去渣取汁。以汁煮大米成粥，粥熟，加白糖服食。

【功效】本方固精涩肠，适用于中气不足所致之痔疮、脱肛。

【来源】民间验方。

● 黄芪粥

【配方】黄芪 30 克，大米 200 克。

【用法】黄芪切细，与大米一起加水 1000 克煮粥，煎成约 750 克去渣，空腹食之。

【功效】本方有补血止血之功效，主治痔疮下血不止。

【来源】民间验方。

● 参糖鸡蛋汤

【配方】鸡蛋 2 个，苦参、红糖各 60 克。

【用法】以苦参煎汁，取汁与鸡蛋、红糖同煮至蛋熟，去壳，汤蛋同服，每日 1 剂。

【功效】本方清热、利湿、止血，主治痔疮引起的肛门坠胀灼痛、便血、大便干结等。

【来源】《家用便方》。

●无花果粥

【配方】无花果6枚，大米100克，蜂蜜50克。

【用法】先将大米煮粥，加入无花果（去皮）、蜂蜜，再煮沸5分钟即可。温热服食，每日1次，10日为1疗程。

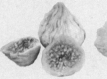

【功效】主治痔疮便血。

【来源】民间验方。

●韭菜蒸鲫鱼

【配方】鲫鱼1条，韭菜适量，酱油、盐少许。

【用法】将鱼开膛去杂物留鳞，鱼腹内纳入韭菜，放入盘内，加酱油、盐，盖上盖，蒸半小时即成。食鱼肉喝汤，每日1剂。

【功效】本方凉血利肠，主治内外痔。

【来源】民间验方。

●炒蚌肉

【配方】鲜蚌肉250克，生姜10克，花生油少许。

【用法】蚌肉先用花生油炒，入切碎的生姜，加水适量，煮烂，盐调味，空腹1次食完。隔天1次，7次为1疗程。

【功效】主治痔疮。

【来源】民间验方。

●槐花煮猪肠

【配方】猪大肠1条，槐花少许，米醋适量。

【用法】猪大肠洗净阴干，槐花炒为末，填入肠内，扎紧两头，用米醋将其煮烂，去槐花食大肠。分2～3次1日之内食完。

【功效】适用于湿热下注型痔疮。

【来源】民间验方。

●砂锅甲鱼

【配方】活甲鱼1只（重约400克），熟火腿肉、水发香菇各15克，清汤1000克，调料适量。

【用法】将甲鱼宰杀，去甲剁块，下入清汤锅中炖煮，纳入调料，至七八成熟时，加入火腿肉及香菇，炖至酥烂入味，即可上桌食用。

【功效】适用于痔疮便血兼中气不足者。

【来源】民间验方。

●僵蚕藕汤

【配方】鲜藕500克，白僵蚕7个，红糖120克。

【用法】将藕洗净切片，与僵蚕、红糖放在锅中加水煎煮，吃藕喝汤。每日1次，连服7日。

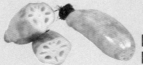

【功效】主治痔疮出血。

【来源】民间验方。

外敷外用方 >>>>>>

●乌梅枇杷方

【配方】乌梅、枇杷叶（蜜炙）各适量。

【用法】乌梅煎汤外洗。
再将2物焙干，共为
细末，外敷患处。

【功效】主治痔疮肿痛。

【来源】民间验方。

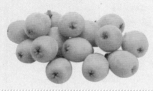

●南瓜子熏剂

【配方】南瓜子1000克。

【用法】加水煎煮，趁热熏肛门。每日最少2次，
连熏数日。

【功效】主治内痔。

【来源】民间验方。

●坐浴法

【配方】生杉树根500克。

【用法】上药加水3000毫升，煎至2000毫升，将
药水倒入盆内，待水温降至40℃左右时坐浴。每
日2～3次，每次10分钟。

【功效】主治外痔、混合痔。

【来源】民间验方。

● 鱼腥草洗液

【配方】干鱼腥草100克（鲜者250克）。

【用法】上药水煎后倒入盆内，患者坐于上，先用蒸气熏，待水蒸气少、水温接近体温时，再用纱布洗患处，每日2～3次。

【功效】主治痔疮及肛门瘙痒，一般2～3日即可止痛消肿。

【来源】《浙江中医杂志》，1991（4）。

● 药气熏蒸方

【配方】枯矾、牙硝、大黄、五倍子各等份。

【用法】4味药放入瓦罐，与清水合煎，瓦罐要盖密，以免药气外泄。以此药气熏患处，数次即愈。

【功效】此法治内、外痔，脱肛效果均佳。

【来源】民间验方。

● 蒲公英熏洗方

【配方】鲜蒲公英全草100～200克（干品50～100克）。

【用法】每日1剂，水煎服。止血则炒至微黄用，对内痔嵌顿及炎性外痔配合水煎熏洗。

【功效】主治痔疮有良效。

【来源】《陕西中医》，1987（8）。

皮肤科病

斑秃

斑秃是指突然发生的局限性斑片状脱发。本病患者一般都是突然发病，因无自觉症状常被他人无意中发现。患处皮损特点为脱发处呈圆形或椭圆形，界线清楚，表面无炎症现象。脱发区数目不定，大小不一。

中草药方 >>>>>>

●归子丸

【配方】当归、柏子仁各 500 克。

【用法】将上药共研细末，炼蜜为丸如黄豆大，每日服 3 次，每次 9 克，饭后服。

【功效】主治斑秃。

【来源】《陕西中医》，1987（9）。

食疗药方 >>>>>>

●酥蜜粥

【配方】酥油 20～30 克，蜂蜜 15 克，大米 100 克。

【用法】先将大米洗净，加水煮粥，烧沸后加入酥油和蜂蜜，至熟即可食用。宜温服。

【功效】主治斑秃。

【来源】民间验方。

【注意】大便溏薄、身体肥胖者不宜多服。

●龙眼蜜糖方

【配方】龙眼肉 400 克，蜜糖适量。

【用法】将龙眼肉放入锅内干蒸 30 分钟后取出，置阳光下晒 2 个小时，第二天按上法再蒸再晒，如此重复 5 次，然后加适量水和蜂蜜，用文火炖熟后服用。

【功效】主治斑秃。

【来源】民间验方。

外敷外用方 >>>>>>

●姜片搓头皮

【配方】新鲜老姜 1 块。

【用法】老姜切片搓头皮，每日 2～3 次。

【功效】主治斑秃，症见头发局部脱落、短时间内出现脱发斑等。

【来源】民间验方。

●花椒酒涂搓方

【配方】花椒 120 克，酒精 500 毫升。

【用法】花椒浸酒中 7 日后搓患处，每日 3 次。

【功效】主治斑秃。

【来源】民间验方。

酒糟鼻

酒糟鼻又称酒渣鼻、玫瑰痤疮和赤鼻，是发于鼻部的一种慢性炎症性皮肤病，多发生在中年人。造成酒糟鼻的原因与毛囊虫螨感染有关，此外精神紧张、胃肠功能紊乱、酗酒、嗜食辛辣食物等也是酒糟鼻产生的原因。

中草药方 >>>>>>

● 七花煎

【配方】月季花、鸡冠花、凌霄花、红花、金银花、野菊花、生槐花各10克。

【用法】每日1剂，水煎分早、中、晚3次服。

【功效】主治酒糟鼻。

【来源】《浙江中医杂志》，1990（10）。

外敷外用方 >>>>>>

● 大黄搽剂

【配方】大黄粉、硫黄各15克，蒸馏水100毫升。

【用法】将大黄粉、硫黄加蒸馏水拌匀密封1周后使用。每日早、中、晚各搽1次。

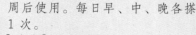

【功效】主治酒糟鼻。

【来源】《湖北中医》，1985（5）。

皮炎

皮炎是一种常见而顽固的疾病，反复性大，有的患者十余年甚至更长时间不愈，在治疗上颇为棘手。皮炎最为常见的特征是瘙痒、流水、脱屑等。常见的皮炎有神经性皮炎、脂溢性皮炎、接触性皮炎等。

中草药方 >>>>>>>

● 银花甘草煎

【配方】金银花、生甘草各10克。

【用法】上药水煎后冷却，含漱口腔。

【功效】主治剥脱性皮炎伴口腔糜烂者。

【来源】《中医外科学》。

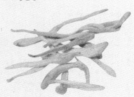

● 菖蒲酒方

【配方】菖蒲（切细）500克，大米200克。

【用法】上药加水1.5升，煮取0.3升，去渣，然后加大米，如常法酿酒。每于食前温饮20毫升。

【功效】本方养血祛风，主治血虚风燥型皮炎，症见患处剧痒、皮损渐呈苔藓样等。

【来源】《圣济总录》。

● 蒲公英银花饮

【配方】蒲公英 90 克，金银花 60 克，甘草 30 克。

【用法】上药加水 2000 毫升，煎至 1200 毫升，去渣备用。每次服 200 毫升。初期每 2 小时服 1 次，待浮肿等症状减轻后改为 4 小时服 1 次。

【功效】清热解毒，利湿消肿。主治日光性皮炎（接触性皮炎的一种）。

【来源】民间验方。

外敷外用方 >>>>>>

● 韭菜糯米浆

【配方】韭菜、糯米各等份。

【用法】上药混合捣碎，局部外敷，以敷料包扎，每日 1 次。

【功效】主治接触性皮炎。

【来源】《四川中医》，1990（3）。

● 艾叶茶姜蒜方

【配方】陈茶叶（1 年以上）、陈艾叶各 25 克，老姜（捣碎）50 克，紫皮大蒜 2 头（捣碎）盐适量。

【用法】上药水煎，加盐少许，分 2 次外洗。

【功效】主治神经性皮炎。

【来源】民间验方。

醋蛋外用方

【配方】新鲜鸡蛋 3 ~ 5 个，醋适量。

【用法】鸡蛋醋浸 10 ~ 14 天后，取出蛋打开，将蛋清、蛋黄搅和，涂患处，经 3 ~ 5 分钟，稍干再涂 1 次，每日 2 次。

【功效】主治皮炎、皮肤瘙痒等。

【来源】民间验方。

【注意】如涂药期间皮肤发生过敏现象，应减少涂药次数。

红皮蒜敷贴方

【配方】红皮蒜适量。

【用法】红皮蒜去皮捣烂如泥状，敷患处，约 5 毫米厚，盖以纱布，胶布固定，每日换药 1 次，连用 7 日。

【功效】主治神经性皮炎。

【来源】民间验方。

醋疗方

【配方】醋 500 毫升（瓶装陈醋为佳）。

【用法】将醋入锅中熬至 50 毫升。患部用温开水洗净，以醋搽之，每日早、晚各 1 次。

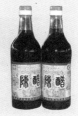

【功效】主治皮炎。

【来源】民间验方。

小苏打浴

【配方】小苏打适量。

【用法】用小苏打溶于热水中洗浴，全身浴用小苏打 250～500 克，局部浴用 50～100 克。

【功效】主治神经性皮炎。

【来源】民间验方。

食醋糊剂

【配方】食醋 500 毫升，苦参 20 克，花椒 15 克。

【用法】食醋（山西瓶装老陈醋最佳）放入铁锅内煮沸，浓缩成 50 毫升，装入干净大口瓶内。将上药洗净放入瓶内，浸泡 1 周后可用（浸泡时间越长越好）。用温开水清洗患部，用消毒棉签蘸食醋糊剂涂擦病变部位，每日早、晚各 1 次。

【功效】主治皮炎。

【来源】《陕西中医》，1991（11）。

丝瓜叶方

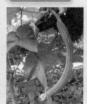

【配方】鲜丝瓜叶适量。

【用法】将丝瓜叶搓碎，在患处涂擦，以患处发红为止。每日 1 次，2 次为 1 疗程。

【功效】主治血热风盛型皮炎。

【来源】民间验方。

●松树皮方

【配方】水浸松树皮、醋适量。

【用法】采集水浸松树皮（去粗皮，最好用浸在水中的年久的松树桩皮），研极细末，调醋搽患处。

【功效】清营凉血，消风止痒。主治血热风盛所致的顽固皮炎。

【来源】民间验方。

●陈醋木鳖酊

【配方】木鳖子（去外壳）30克，陈醋250毫升。

【用法】将木鳖子研成细末，放陈醋内浸泡7日，每日摇动1次。用小棉签或毛刷浸蘸药液涂擦患处，每日2次，7日为1疗程。

【功效】主治皮炎。

【来源】《陕西中医》，1988（7）。

●醋巴豆方

【配方】醋、巴豆各适量。

【用法】醋倒入粗土碗内，用去壳的巴豆仁磨浆。患处先用1%的盐水或冷开水洗净揩干，再擦药。每周1次。

【功效】适用于皮炎早期，皮肤上见丘疹红斑，局部瘙痒阵发。

【来源】民间验方。

疥疮

疥疮是一种由疥虫引起的慢性接触性皮肤病，多发于皮肤细嫩、皱褶处，奇痒难忍，传染性极强。疥疮的发生，大多是因个人卫生不良，或接触疥疮之人而被传，也有的是因风、湿、热、虫郁于肌肤而引起。

中草药方 >>>>>>>

●百部根浸酒方

【配方】百部根 4～5 寸，米酒适量。

【用法】百部根火炙，切碎，以米酒适量浸 5～7 日即成。空腹饮之，每日 2～3 次，每次 1 杯。

【功效】主治疥癣。

【来源】《普济方》。

●龟板酒

【配方】炙龟板 50 克，酒 500 毫升。

【用法】龟板锉末，酒浸 10～15 日。每饮 1～2 杯，每日 1～2 次，酒尽可再添酒浸之。

【功效】本方有补肾健骨之功，主治疥癣死肌。

【来源】民间验方。

●苦参酒

【配方】苦参 50 克，酒 250 毫升。

【用法】苦参浸酒中5～7日，每饮25毫升，每日1次，空腹大口咽下，果蔬过口。

【功效】主治疥疮。

【来源】民间验方。

食疗药方 >>>>>>>

●绿豆炖白鸽

【配方】幼白鸽1只，绿豆150克，调料适量。

【用法】将白鸽去内脏后纳入绿豆，炖熟调味食用，每日1次。

【功效】主治干湿疥癣，发痒异常。

【来源】民间验方。

外敷外用方 >>>>>>>

●红椒外涂方

【配方】鲜红椒10克，白酒（或75%的酒精）100毫升。

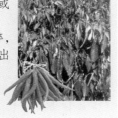

【用法】鲜红椒洗净去子切碎，泡在白酒或酒精中，1周后取出涂擦患处。

【功效】主治疥疮。

【来源】民间验方。

鱼藤醋洗方

【配方】鱼藤15克，食醋100毫升。

【用法】鱼藤以水500毫升浸2小时后捶烂，洗出乳白色液体，边捶边洗，反复多次，用纱布过滤去渣，再加入食醋100毫升，装瓶备用。嘱患者洗澡后，在患部皮肤外擦鱼藤水，每日2～3次，连用3～4日为1疗程。

【功效】主治干疥。

【来源】民间验方。

【注意】糜烂渗液较多、脓液结痂较严重者应禁用。

花椒大蒜方

【配方】花椒、去皮大蒜各15克，熟猪油75克。

【用法】上3味混合均匀，制成油膏状，每日涂患处2次。

【功效】主治疥疮。

【来源】民间验方。

青蒿参矾洗剂

【配方】青蒿、苦参各30克，明矾20克。

【用法】上药水煎2次，用第2次煎液洗擦身体后，再用棉签蘸第1次煎液擦疥疮局部，每日3～4次。

【功效】主治疥疮。

【来源】《浙江中医杂志》，1988（2）。

皮肤瘙痒

皮肤瘙痒症是指无原发皮疹、自觉瘙痒的一种皮肤病。本病临床可分为全身性瘙痒和局限性瘙痒症，好发于老年及青壮年，冬季多发。

中草药方 >>>>>>

●红枣姜桂饮

【配方】红枣 10 枚，干姜 9 克，桂枝 6 克。

【用法】将 3 味共煎汤服，每日 1 剂，1 周为 1 疗程。

【功效】本方疏风散寒，主治风寒袭表型皮肤瘙痒，此症以冬季发病为多，部位多见于大腿内侧、小腿屈侧及关节周围等。

【来源】《常见病饮食疗法》。

食疗药方 >>>>>>

●绿豆炖白鸽

【配方】幼白鸽 1 只，绿豆 150 克。

【用法】将白鸽除去毛及内脏，加绿豆和酒少许炖熟吃。

【功效】清热利湿。主治湿热所致皮肤瘙痒，此症多发生在女阴、阴囊、肛门等处。

【来源】民间验方。

外敷外用方 >>>>>>>

●油醋涂擦方

【配方】酱油、醋各等量。

【用法】将上2味混合，涂擦患处。

【功效】清热祛风。主治风热外袭所致皮肤瘙痒，症见瘙痒剧烈、热后更甚、抓后呈条状血痂等。

【来源】民间验方。

●花椒明矾汤

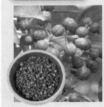

【配方】花椒30克，明矾15克。

【用法】将2味同煎汤，待稍凉后，洗患部，每日1～2次。

【功效】本方疏风散寒，主治风寒袭表型皮肤瘙痒。

【来源】民间验方。

●密陀僧粉末

【配方】密陀僧、醋各适量。

【用法】将密陀僧放炉火中烧红后，立即投入醋中，俟冷后将药捞取。如此反复7次后，将药研为细末。同时加茶油调匀，涂患处。

【功效】主治皮肤瘙痒兼有血虚证者。

【来源】民间验方。

湿疹

湿疹是一种特殊类型的变态反应性皮肤疾患，临床表现为集簇性的丘疱疹，且皮损处糜烂流水。古代称之为"浸淫疮"。这种病很常见，发病率约占皮肤科各类疾病的10%。湿疹可以发生在身体的任何部位，但在头面、耳郭、乳房、会阴、四肢的屈侧更为常见。

中草药方 >>>>>>

●绿豆鱼腥草汤

【配方】绿豆30克，海带20克，鱼腥草15克，白糖适量。

【用法】将海带、鱼腥草洗净，同绿豆一起煮熟。喝汤，吃海带和绿豆，每日1剂，连服6～7日。

【功效】适用于急性湿疹，症见皮损潮红，瘙痒剧烈，伴胸闷、食欲缺乏。

【来源】民间验方。

●土豆汁

【配方】鲜土豆1000克。

【用法】将鲜土豆洗净榨汁，饭前服2汤匙。

【功效】本方健脾和胃，适用于湿阻型皮肤湿疹。

【来源】民间验方。

●松叶酒

【配方】松叶 500 克，酒 1500 毫升。

【用法】松叶切细，以酒 1500 毫升煮取 500 毫升。日夜服尽，处温室中，汗出即愈。

【功效】养血祛风。主治血虚风燥型湿疹。

【来源】《圣济总录》。

食疗药方 >>>>>>>

●蛇肉汤

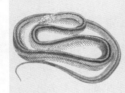

【配方】大乌梢蛇 1～2 条。

【用法】将蛇去头宰杀，做菜煮汤，吃肉喝汤。连食 3～4 次。

【功效】适用于血热型湿疹反复发作者。

【来源】民间验方。

●茅根薏仁粥

【配方】薏苡仁 300 克，鲜白茅根 30 克。

【用法】先煮白茅根，20 分钟后，去渣留汁，纳入薏苡仁煮成粥。

【功效】本方清热凉血、除湿利尿，适用于湿热型湿疹。

【来源】民间验方。

陈皮蒸鲫鱼

【配方】鲫鱼1条（约重300克），陈皮、生姜各10克，调料适量。

【用法】鲫鱼去肠杂，收拾干净；陈皮、生姜切丝，放入鲫鱼肚内，加调料、清汤，同蒸至熟烂即可。

【功效】健脾除湿。适用于湿疹。

【来源】民间验方。

甘蔗粥

【配方】甘蔗500克，大米适量。

【用法】甘蔗切成小段，劈开，加大米及清水煮粥食用。

【功效】主治湿疹。

【来源】民间验方。

牡蛎烧慈姑

【配方】牡蛎肉100克（切片），鲜慈姑200克（切片），调料适量。

【用法】将牡蛎肉煸炒至半熟，加入鲜慈姑后同煸，纳调料，加清汤，武火烧开，文火焖透，烧至汤汁稠浓即可。

【功效】清热凉血，除湿解毒。适用于湿热型湿疹。

【来源】民间验方。

●山药茯苓糕

【配方】生山药200克（去皮），茯苓100克，红枣100克，蜂蜜30克。

【用法】山药蒸熟，捣烂。红枣煮熟，去皮核留肉。茯苓研细粉，与枣肉、山药拌匀，上锅同蒸成糕，熟后淋上蜂蜜即可。

【功效】主治皮损色暗，水疱不多但滋水浸淫之湿疹。

【来源】民间验方。

●鲤鱼赤豆汤

【配方】鲤鱼1条，赤小豆30克，调料适量。

【用法】先煮赤小豆20分钟，加入洗净的鲤鱼同煮。待鱼熟豆烂后，放调料即可。

【功效】健脾除湿，滋阴润燥。适用于湿疹。

【来源】民间验方。

●三仁饼

【配方】小麦粉200克，核桃仁15克（研碎），花生20克（去皮、研碎），茯苓粉100克，发酵粉适量。

【用法】先将小麦粉、茯苓粉和匀，加水调成糊状。再入发酵粉，拌匀后将核桃仁、松子仁、花生仁撒于面团内，制成饼。

【功效】本方养血润燥、滋阴除湿，适用于血燥型湿疹。

【来源】民间验方。

外敷外用方 >>>>>>

●野菊花洗剂

【配方】野菊花全草250克，陈石灰粉适量。

【用法】野菊花全草切碎置铝锅中，加水2000毫升，文火煎至800毫升，过滤，趁热熏洗患处15分钟后，立即用洁净的陈石灰粉扑之，每日2次。

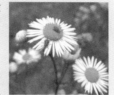

【功效】主治湿疹。

【来源】《四川中医》，1987（4）。

●甘蔗皮汤

【配方】甘蔗皮、甘草各适量。

【用法】煎汤洗患处，每日2次。

【功效】主治慢性湿疹。

【来源】《饮食疗法》。

●黄连蛋清方

【配方】黄连12克，鸡蛋清适量。

【用法】黄连研细末，调鸡蛋清，敷患处。

【功效】本方清热利湿，主治急性湿疹，症见红斑水疱、瘙痒难忍，伴口苦、便结等。

【来源】民间验方。

荨麻疹

荨麻疹俗称"风疹块""风疙瘩",是一种常见的过敏性皮肤病,在接触变应原的时候,会在身体不特定的部位冒出一块块形状、大小不一的红色斑块,这些产生斑块的部位,会出现发痒的情形。

中草药方 >>>>>>

● 玉米须酒酿

【配方】玉米须15克,发酵好的酒酿100克。

【用法】玉米须放入锅内,加水适量,煮20分钟后捞出玉米须,再加酒酿,煮沸食用。

【功效】适用于风湿型风疹块。

【来源】民间验方。

● 蝉蜕糯米酒

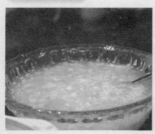

【配方】蝉蜕3克,糯米酒50毫升。

【用法】蝉蜕研细末,糯米酒加清水250毫升煮沸,再加蝉蜕粉搅匀温服,每日2次。

【功效】主治荨麻疹。

【来源】民间验方。

●荸荠清凉饮

【配方】荸荠 200 克，鲜薄荷叶 10 克，白糖 10 克。

【用法】荸荠洗净去皮，切碎捣汁。鲜薄荷叶加白糖捣烂，放入荸荠汁中，加水 500 毫升煎至 200 毫升，频饮。

【功效】祛风清热。适用于风热型风疹，症见风疹色红，遇热则剧，得冷则减。

【来源】民间验方。

●石楠肤子酒

【配方】石楠叶（去粗茎）、地肤子、当归、独活各 50 克，酒 1 杯（约 15 毫升）。

【用法】前 4 味捣碎，每次取 5 ~ 6 克，用酒 1 杯煎数沸，候温，连末空腹饮服，每日 3 次。

【功效】本方疏风、解表、止痒，适用于风寒引起的荨麻疹。

【来源】民间验方。

●艾叶酒

【配方】生艾叶 10 克，白酒 100 毫升。

【用法】上 2 味共煎至剩 50 毫升左右，顿服，每日 1 次，连服 3 日。

【功效】主治荨麻疹。

【来源】《浙江中医杂志》，1990（6）。

● 菊花冬瓜茶

【配方】冬瓜皮（经霜）20 克，黄菊花 15 克，赤芍 12 克，蜜蜂少许。

【用法】水煎代茶饮，每日 1 剂，连服 7 ～ 8 剂。

【功效】主治风疹

【来源】民间验方。

● 槐叶酒

【配方】槐叶 60 克，白酒适量。

【用法】槐叶入白酒中浸泡 15 ～ 30 日。成人每次 10 毫升，小孩每次 1 ～ 2 毫升，日服 3 次，饭后服。也可在患处擦抹，每日数次。

【功效】清热利湿，活血消疹。适用于湿热型荨麻疹。

【来源】民间验方。

● 姜醋木瓜方

【配方】玉鲜木瓜 60 克，生姜 12 克，米醋 100 毫升。

【用法】上药共入砂锅煎煮，醋干时，取出木瓜、生姜，早、晚 2 次服完，每日 1 剂，以愈为度。

【功效】疏风，解表，止痒。主治荨麻疹遇冷加剧者。

【来源】民间验方。

● 姜醋红糖饮

【配方】醋 50 毫升，红糖 50 克，生姜 10 克。

【用法】水煎，分 2 次服，每日 1 剂。

【功效】健脾胃，脱敏。适用于荨麻疹。

【来源】民间验方。

● 黑芝麻糖酒方

【配方】黑芝麻、黄酒、白糖各适量。

【用法】黑芝麻微炒，研末备用。每次用黑芝麻与黄酒各 3 汤匙，调匀，放入碗中隔水炖，水开 15 分钟后，加白糖适量即可。晨起空腹或饭后 2 小时服下，每日 2 次。

【功效】本方补益肝肾，适用于妇女冲任不调型风疹块，该型风疹块常在月经前 2～3 日发作，月经后逐渐减轻或消失。

【来源】民间验方。

● 椒盐桃仁

【配方】桃仁 300 克，花椒盐少许。

【用法】桃仁洗净，晾干，去皮尖，油炸后，放入花椒盐拌匀。适量服食。

【功效】活血化瘀。适用于风疹。

【来源】民间验方。

食疗药方 >>>>>>

◆芫荽鸡汤

【配方】鸡骨架 1 具，胡椒粉 2 克，芫荽 15 克。

【用法】鸡骨架煮汤，熟后放入芫荽末、胡椒粉即可。

【功效】散风寒，补气血。主治荨麻疹。

【来源】民间验方。

◆黄芪狗肉粥

【配方】狗肉 300 克，黄芪 50 克，大米 500 克。

【用法】狗肉剁烂成泥，黄芪煮水去渣，入大米煮成粥，待半熟时入狗肉泥及调料，煮熟即可。

【功效】本方益气固卫，适用于脾气不足型荨麻疹。

【来源】民间验方。

◆胡萝卜炒笋丝

【配方】胡萝卜、竹笋各 50 克，黄花菜 15 克，鲜金银花 10 克。

【用法】竹笋、胡萝卜洗净切丝，与黄花菜同炒。待起锅后，拌入鲜金银花即可。佐餐食用。

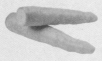

【功效】本方有清热凉血之功，适用于荨麻疹，症见风疹色红，遇热则剧，遇冷则减，或兼咽喉肿痛等。

【来源】民间验方。

●桂花鲜桃

【配方】鲜桃 300 克,红糖、桂花酱各 20 克。

【用法】鲜桃洗净,去皮、核,切条,
加入桂花酱、红糖,当点心吃。

【功效】本方活血散瘀,适用于
荨麻疹。

【来源】民间验方。

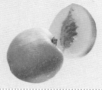

●山楂炒肉丁

【配方】山楂 30 克,猪瘦肉 300 克,红花 10 克。

【用法】山楂洗净,猪瘦肉切丁,红花油炸后去渣,
加入肉丁煸炒,加作料后入山楂,炒熟即可。适量服食。

【功效】本方活血通络,适用于荨麻疹,症见风疹
暗红、面色晦暗、口唇色紫等。

【来源】民间验方。

外敷外用方 >>>>>>

●韭菜外擦方

【配方】鲜韭菜 1 把。

【用法】将韭菜放火上烤热,涂擦患部,每日数次。

【功效】疏风,清热,解表。主治荨麻疹,伴发热恶
寒、咽喉肿痛等。

【来源】民间验方。

汗斑

汗斑，又称紫白癜风、花斑癣，是一种慢性非炎性皮肤浅部真菌病，初起为大小不等紫黑或灰白色斑点，可扩大相互融合成片，表面光滑而有光泽，边缘清楚，搔之稍有细屑，有时微痒，皮肤损害以淡白色与褐色为主，好发于颈、胸、背与腰等多汗部位，常因自觉症状不明显而被忽视治疗。

外敷外用方 >>>>>>>

● 香黄百部酒

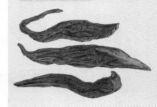

【配方】丁香、雄黄、百部各10克,酒300毫升。

【用法】前3味浸酒中1周后去渣，外搽患处。

【功效】主治汗斑。

【来源】民间验方。

● 生姜陀僧方

【配方】紫皮蒜2个。

【用法】捣烂涂擦患处，以局部发热伴轻微刺痛为度。

【功效】主治汗斑。

【来源】民间验方。

冻疮

　　冻疮是冬季极为常见的皮肤病，是由于冬季气候寒冷，外露皮肤长时间受到寒冷刺激，皮下小动脉发生痉挛收缩，血液瘀滞，使局部组织缺氧，组织细胞损害所致。此外，还与患者体质较差不耐寒冷及少动久坐、过度劳累等因素有关。

外敷外用方 >>>>>>

●茄芫液

【配方】干茄子梗茎 100 克（切碎），芫花、当归、川椒、生姜各 15 克，冰片 5 克，75％酒精 1000 毫升。

【用法】前 6 物置于酒精中浸泡 1 周，用纱布过滤，取药液贮瓶备用。使用前将患部洗净拭干，用药棉蘸药液涂擦局部（未溃烂者），每日 4～5 次。

【功效】治疗冻疮。

【来源】《湖南中医杂志》，1989（1）。

●辣椒酒涂搽方

【配方】辣椒 6 克，白酒 30 毫升。

【用法】辣椒在酒中浸 10 日，去渣，频搽患处，每日 3～5 次。

【功效】主治冻疮初起，局部红肿发痒。

【来源】民间验方。

●猪油蛋清方

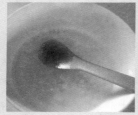

【配方】猪油、蛋清各适量。

【用法】以猪油和蛋清按 1 : 2 的量混合，轻轻地擦抹患部 10 ~ 20 分钟，每晚睡前擦 1 次。

【功效】主治冻疮。

【来源】民间验方。

●凡士林蜂蜜软膏

【配方】熟蜂蜜、凡士林等量。

【用法】2 味调和成软膏，薄涂于无菌纱布上，敷盖于疮面，每次敷 2 ~ 3 层，敷前先将疮面清洗干净，敷药后用纱布包扎固定。

【功效】主治冻疮。

【来源】民间验方。

●蒜椒猪油膏

【配方】大蒜、花椒各 15 克，猪油 70 克。

【用法】将大蒜去皮捣烂，花椒研末，放入炼好的猪油中搅匀，制成膏剂，敷于受冻未破处，每日 1 次，用纱布包好。

【功效】防治冻疮。

【来源】民间验方。

● 紫草根方

【配方】紫草根 15 克,橄榄油 90 克。

【用法】紫草根切薄片,先将橄榄油加热至沸,再将切片之紫草根投入油内,随即离火,乘热过滤去渣,将滤油装入瓶内,待冷却后即可。外用,涂于患部,每日 1 ~ 3 次。

【功效】主治冻疮。

【来源】民间验方。

● 山楂细辛膏

【配方】山楂适量,细辛 2 克。

【用法】取成熟的北山楂若干枚(据冻疮面积大小而定),用灰火烧焦存性捣如泥状;细辛研细末,和于山楂泥中。上药摊布于敷料上,贴于患处,每日换药 1 次。

【功效】治疗冻疮。

【来源】《四川中医》,1990 (10)。

● 云南白药方

【配方】云南白药、白酒各适量。

【用法】将云南白药和白酒调成糊状外敷于冻伤部位。破溃者可用云南白药干粉直接外敷,消毒纱布包扎。

【功效】主治冻疮。

【来源】民间验方。

赘疣

疣由人类乳头瘤病毒选择性感染皮肤或黏膜所引起的表皮良性赘生物。临床分为4型，即寻常疣、扁平疣、跖疣及尖锐湿疣。

中草药方 >>>>>>

● 白果薏仁饮

【配方】白果(去壳)10枚，薏苡仁60克，白糖50克。

【用法】薏苡仁、白果水煎至熟，加入白糖即成。温热服，每日服1次，10日为1疗程。

【功效】适用于扁平疣。

【来源】民间验方。

食疗药方 >>>>>>

● 鸡蛋浸醋方

【配方】鲜鸡蛋7个，食醋70毫升。

【用法】鸡蛋煮熟去壳，用竹筷刺若干小孔后切成4等份装入杯中，加入食醋，拌匀加盖放置6小时。空腹连蛋带醋1次服尽，每周1次。

【功效】主治寻常疣。

【来源】民间验方。

【注意】忌盐、酱油及碱性食物、药物。

●黄豆芽汤

【配方】黄豆芽适量。

【用法】黄豆芽入锅内，加水适量，煮熟即可，吃豆芽喝汤。

【功效】适用于寻常疣。

【来源】民间验方。

●青壳鸭蛋方

【配方】青壳鸭蛋7个，米醋适量。

【用法】鸭蛋用醋浸5～7日后，蛋壳变软，每日煮食（生食更佳）1个，以愈为度。

【功效】主治扁平疣。

【来源】民间验方。

外敷外用方 >>>>>>>

●芝麻花搽剂

【配方】新鲜芝麻花适量。

【用法】以芝麻花揉搽患处，每日3次，连用7～10日。如为干品，可用水浸泡30分钟后煎沸，冷却后以汁涂擦患处。

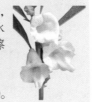

【功效】主治寻常疣。

【来源】《湖北中医杂志》，1988（3）。

● 丝瓜叶搽剂

【配方】鲜丝瓜叶数张。

【用法】鲜丝瓜叶洗净后反复擦搓患处，以叶片搓烂、水汁渗出为度，每日2次，每次10分钟左右。

【功效】此方治疗寻常疣。

【来源】《浙江中医杂志》，1992（7）。

● 鲜半夏搽剂

【配方】鲜半夏（7～9月间采挖的最佳）适量。

【用法】将疣局部用温水泡洗10～20分钟，用消毒刀片轻轻刮去表面角化层；再将鲜半夏洗净去皮，在疣表面涂擦1～2分钟，每日3～4次。

【功效】主治寻常疣。

【来源】《山东中医杂志》，1991（4）。

● 香木煎剂

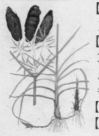

【配方】香附、木贼、大青叶、板蓝根各30克。

【用法】上药加水500毫升，煎沸3～5分钟，先熏，待温后用力擦患处，每晚6次，每次20分钟。每服药可用3日，9日为1疗程。

【功效】主治扁平疣。

【来源】《陕西中医》，1986（9）。

茄子外擦方

【配方】茄子适量。

【用法】将茄子切开,用切口擦患部,每日1～2次。

【功效】主治赘疣。

【来源】民间验方。

鱼香草搽剂

【配方】鱼香草、75%酒精各适量。

【用法】先用酒精消毒疣体及周围皮肤,用消毒刀片将疣的表面削去一部分,后取适量鲜鱼香草(土薄荷)搓绒擦疣体表面,每日3次。

【功效】此方治疗寻常疣。

【来源】《四川中医》,1983(2)。

【说明】鱼香草为唇形科植物圆叶薄荷的茎叶或嫩枝头,性凉味辛,有散风热、消肿毒之功。

红花鸡内金方

【配方】红花6克,鲜鸡内金1个。

【用法】红花开水冲泡内服。用鲜鸡内金反复外擦皮损处5～10分钟。若为干鸡内金,可用温水泡软后使用。1个月为1疗程,连用2～3个疗程。

【功效】主治扁平疣。

【来源】《浙江中医杂志》,1990(5)。

鸡眼

鸡眼就是局部皮肤角质层增生，常常发生在脚心前5趾下方或脚趾间，初生时往往会误认为是鞋底摩擦所长的老皮，稍久会有不平的感觉，且渐粗硬，行走时如垫脚般很不方便，甚而疼痛不已。其形状透明浑圆，中有绿豆般大小的颗粒，左右脚常对称发生。

外敷外用方 >>>>>>>

● 大蒜葱白方

【配方】葱白1根，紫皮大蒜1个。

【用法】上2物共捣烂，敷鸡眼，绷带固定，每2天换药1次，连用3~5次。

【功效】主治鸡眼。

【来源】民间验方。

● 银杏叶方

【配方】银杏叶20~30片，米饭少量。

【用法】银杏叶放入平底锅中用文火烧，然后把烧焦的叶子研成粉，加入饭粒使之带黏性，将其敷于患处，以纱布扎牢，几天后换去。

【功效】主治鸡眼，连用几次即可见效。

【来源】民间验方。

● 乌梅方

【配方】乌梅 4 ~ 6 克，食醋 20 ~ 30 毫升。

【用法】将乌梅放在小玻璃瓶内，加醋浸泡 7 日。用时取乌梅外层皮肉，研碎成糊状。用热水浸洗患处后，用刀削平表层角化组织，以有血丝渗血为度。视病灶大小，取胶布 1 块，中间剪 1 小孔，贴在皮肤上，暴露病变部位；取乌梅肉糊敷在患处，外盖一层胶布封闭。3 日换 1 次。

【功效】主治鸡眼。

【来源】《陕西中医》，1984（1）。

● 韭菜汁涂擦方

【配方】韭菜（连茎带根者）适量。

【用法】韭菜切碎，用研钵磨过，再以纱布过滤，绞出黏液，涂擦患部，每日 1 次。

【功效】主治鸡眼，10 日左右即可见效。

【来源】民间验方。

● 花茶敷贴方

【配方】一级茉莉花茶 1 ~ 2 克。

【用法】花茶嚼成糊状，敷鸡眼，胶布固定，每 5 日换 1 次，3 ~ 5 次为 1 疗程。

【功效】主治鸡眼。

【来源】民间验方。

牛皮癣

牛皮癣是一种常见的慢性皮肤病。通常表现为红色或棕红色斑丘疹或斑块，表面覆盖着银白色鳞屑，边界清楚，故又称"银屑病"。牛皮癣多发生于头皮、四肢。

中草药方 >>>>>>>

●土茯苓煎

【配方】土茯苓60克。

【用法】土茯苓研粗末，包煎，每日1剂，分早、晚2次服，15日为1疗程。

【功效】清热利湿，解毒消炎。主治牛皮癣。

【来源】民间验方。

食疗药方 >>>>>>>

●车前蚕沙粥

【配方】薏苡仁30克，车前子15克（布包），蚕沙9克（布包），白糖适量。

【用法】把车前子与蚕沙加水5碗煎成3碗，再加入薏苡仁煮成稀粥，用白糖调服。每日1剂，连服8～10剂。

【功效】本方清热凉血，主治血热型牛皮癣。

【来源】民间验方。

外敷外用方 >>>>>>

● 葱蒜敷涂方

【配方】葱白7根，紫皮蒜（略焙）20克，蓖麻子仁15克，白糖15克，冰片1.5克。

【用法】上药共捣如泥，涂患处，每日早、晚各1次。

【功效】主治牛皮癣。

【来源】民间验方。

● 鸡蛋黄去癣方

【配方】鸡蛋5个，硫黄、花椒各50克，香油适量。

【用法】将鸡蛋去清留黄，硫黄、花椒混放鸡蛋内，焙干后同蛋一同研末，加香油调成糊状，外贴患处。

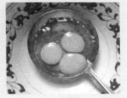

【功效】主治牛皮癣。

【来源】民间验方。

● 大蒜韭菜泥

【配方】大蒜、韭菜各50克。

【用法】将韭菜与去皮的大蒜共捣如泥，放火上烘热，涂擦患处，每日1～2次，连用数日。

【功效】本方有清热凉血之功效，用于牛皮癣进行期。

【来源】民间验方。

● 白及五倍子方

【配方】五倍子60克，白及30克，老陈醋适量。

【用法】将白及、五倍子分别捣细末，先将五倍子粉与陈醋混匀，呈稀汤状，置锅内文火煎熬，待稍稠后入白及粉，熬成糊状即可。用时将药糊涂敷患处。

【功效】主治牛皮癣，有皮损者禁用。

【来源】民间验方。

● 木鳖子蛋黄油

【配方】木鳖子5枚，蛋黄油适量，陈醋少许。

【用法】将木鳖子去皮，兑入陈醋研磨成汁。用时洗净患处，先擦上蛋黄油，再敷木鳖子汁。

【功效】本方清热凉血，主治血热引发的牛皮癣。

【来源】《中医验方集锦》。

● 荸荠醋泥

【配方】鲜荸荠10枚，陈醋75毫升。

【用法】荸荠去皮，切片浸醋中，与醋一起放锅内文火煎10余分钟，待醋干后，将荸荠捣成泥状。取少许涂患处，再用纱布摩擦，当局部发红时，再敷药泥，贴以净纸，包扎好。每日1次，至愈为止。

【功效】主治牛皮癣。

【来源】民间验方。

五官科病

结膜炎

结膜炎，是结膜组织在外界和机体自身因素的作用而发生的炎性反应的统称，是一种眼科常见病。由于结膜大部分与外界直接接触，因此容易受到周围环境中感染性（如细菌、病毒及衣原体等）和非感染性因素（外伤、化学物质及物理因素等）的刺激，而且结膜的血管和淋巴丰富，容易发炎、过敏。

中草药方 >>>>>>

●两根汤

【配方】板蓝根、白茅根各60克（小儿药量减半）。

【用法】每日1剂，水煎，早、晚饭后服。小儿则少量频服。禁忌辛辣。

【功效】主治结膜炎。

【来源】《黑龙江中医药》，1989（2）。

●槐菊洗剂

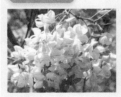

【配方】槐花10克，菊花6克。

【用法】上药煎汤，熏洗双眼。

【功效】主治流行性结膜炎。

【来源】《辽宁中医杂志》，1992（11）。

鼻炎

鼻炎是鼻腔黏膜和黏膜下层的急慢性炎症。主要表现为鼻塞，鼻流浊涕，嗅觉减退，并伴有发热、喷嚏、头痛、头胀、咽部不适等症。

鼻炎有急性鼻炎、慢性鼻炎、萎缩性鼻炎、过敏性鼻炎之分。

中草药方 >>>>>>>

●姜枣红糖茶

【配方】生姜、红枣各 10 克，红糖 60 克。

【用法】前 2 味煮沸加红糖，当茶饮。

【功效】主治急性鼻炎，流清涕。

【来源】民间验方。

食疗药方 >>>>>>>

●芥菜粥

【配方】芥菜头适量，大米 50 克。

【用法】将芥菜头洗净，切成小片，同大米煮粥。做早餐食。

【功效】本方健脾开胃、通鼻利窍，主治急、慢性鼻炎。

【来源】民间验方。

•丝瓜藤猪肉汤

【配方】丝瓜藤（取近根部者）2～3节，瘦猪肉60克，盐少许。

【用法】丝瓜藤洗净，切段，猪肉切块，加水煮汤，吃时加盐调味。5次1疗程，连用1～3疗程。

【功效】主治萎缩性鼻炎。

【来源】民间验方。

外敷外用方 >>>>>>>

•葱白汁

【配方】葱白10根。

【用法】葱白捣烂绞汁，涂鼻唇间；或用开水冲后，乘温熏口鼻。

【功效】本方通鼻利窍，主治气滞血瘀型慢性鼻炎，症见鼻塞、涕黄稠或黏白、嗅觉迟钝、咳嗽多痰等。

【来源】民间验方。

•桃树叶塞鼻法

【配方】嫩桃树叶1～2片。

【用法】将桃叶片揉成棉球状，塞入患鼻10～20分钟，每日4次，连用1周。

【功效】主治萎缩性鼻炎。

【来源】民间验方。

●辛夷花吹鼻法

【配方】辛夷花30克。

【用法】将辛夷花研末，瓶贮备用。用时取药适量吹鼻，每日3～5次，3日为1疗程。

【功效】主治急性鼻炎。

【来源】民间验方。

●玉米须烟

【配方】玉米须（干品）6克，当归尾3克。

【用法】2物共焙干切碎，混合装入烟斗，点燃吸烟，让烟从鼻腔出。每日5～7次，每次1～2烟斗。

【功效】本方活血通窍，主治慢性鼻炎，鼻塞流涕，语言带鼻音，咳嗽多痰。

【来源】民间验方。

●香油滴鼻腔

【配方】香油适量。

【用法】将油置锅内以文火煮沸15分钟，待冷后迅速装入消毒瓶中。初次每侧鼻内滴2～3滴，习惯后渐增至5～6滴，每日3次。滴药后宜稍等几分钟让药液流遍鼻腔。一般治疗2周后显效。

【功效】本方清热、润燥、消肿，主治鼻炎。

【来源】民间验方。

鼻出血

鼻出血又称鼻衄，是一种常见的症状。轻者鼻涕中带血，严重者可出血不止，甚至引起失血性休克，反复出血者还会造成贫血。

鼻出血的时候，应先用外治法止血，再依据不同情况辨证施治。

中草药方 >>>>>>>

● 葫芦子酒

【配方】苦葫芦子（捣碎）30克，白酒150毫升。

【用法】将葫芦子置于净瓶中，用白酒浸之，经7日后开口，去渣备用。用时，取少量纳鼻中，每日3～4次。

【功效】清胃泻热，凉血止血。主治血热引起的鼻出血。

【来源】《药酒验方选》。

● 荷叶冰糖煎

【配方】鲜荷叶1张，冰糖30～50克。

【用法】荷叶加冰糖以水3碗煎至2碗。每次服1碗，早、晚各服1次，连服3日为1疗程。以后每年夏秋季节各服1个疗程，以巩固疗效。

【功效】本方凉血止血，主治血热引起的鼻出血。

【来源】民间验方。

食疗药方 >>>>>>

荸荠莲藕饮

【配方】白萝卜、荸荠、莲藕各500克。

【用法】上3味分别洗净切片，水煎服，每日1剂，连服3～4剂。

【功效】本方清泻肺热，主治肺热引起的鼻出血。

【来源】民间验方。

白萝卜饮

【配方】白萝卜数个，白糖少许。

【用法】将萝卜洗净、切碎、绞汁，白糖调服。每次50毫升，每日3次，连服数剂。

【功效】本方清胃泻热、凉血止血，主治胃热上蒸引起的鼻出血、鼻燥、口臭、口渴等。

【来源】《常见病饮食疗法》。

蕹菜饮

【配方】蕹菜250克，白糖适量。

【用法】将蕹菜洗净，和糖捣烂，冲入沸水饮用。

【功效】本方清肝泻火、宁络止血，适用于鼻出血属肝火上扰者。

【来源】民间验方。

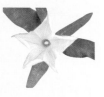

●木槿花豆腐方

【配方】豆腐 250 克,白木槿花 10 克,生石膏 30 克,白糖 30 克。

【用法】先煎生石膏,再入木槿花、豆腐,文火煎至豆腐有小孔状即入白糖。每日服 1 剂,宜冷服。

【功效】清热滋阴,凉血止血。主治鼻出血。

【来源】民间验方。

●荠菜蜜枣饮

【配方】鲜荠菜 90 克,蜜枣 5 ~ 6 枚。

【用法】鲜荠菜洗净,加入蜜枣,加水 1500 毫升,文火煎至 500 毫升。去渣饮汤。

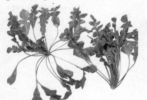

【功效】本方清热凉血,主治鼻出血,兼见鼻干口燥、面红目赤等症。

【来源】民间验方。

●韭菜汁

【配方】韭菜 500 克。

【用法】韭菜洗净,绞汁。夏天冷服,冬天温服。

【功效】本方温脾暖胃、和中止血,适用于鼻出血伴脾胃虚寒者。

【来源】民间验方。

外敷外用方 >>>>>>>

● 姜塞鼻孔方

【配方】干姜1块。

【用法】将干姜削尖，用湿纸包裹后放火边煨，然后塞入鼻孔。

【功效】主治鼻孔出血不止。

【来源】民间验方。

● 蒜韭生地方

【配方】大蒜5个，生地黄15克，韭菜根适量。

【用法】前2味捣如泥。韭菜根捣取汁半小杯，加开水适量。将药泥摊在青布上，做1个约铜钱大、厚1分许的蒜泥饼，左鼻孔出血贴右足心，右鼻孔出血贴左足心，两鼻孔都出血，两足心均贴之，同时服用已稀释好之韭菜根汁。

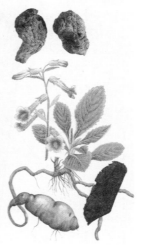

【功效】主治鼻出血。

【来源】民间验方。

牙痛

牙痛是多种口腔疾病常见的症状之一，轻者不影响正常生活，严重者可导致不能咀嚼，更有甚者可见局部面颊肿胀，影响说话，其疼痛连及目、耳及脑，使人感到痛苦万状，故在民间中有"牙痛小毛病，痛起来要人命"之说。

中草药方 >>>>>>

●升麻饮

【配方】升麻 10 克，薄荷 6 克。

【用法】将升麻、薄荷洗净切碎，加水煎煮。滤去渣后，代茶频频饮服。

【功效】疏风清热，消肿止痛。用于风热上攻之牙痛。

【来源】民间验方。

●蚌粥

【配方】蚌 120 克，大米 50 克。

【用法】先用水 2000 毫升煮蚌或珍珠母取汁，再用汁煮米做粥。可作早餐食之。食时亦可加少许盐。

【功效】本方清热解毒、止渴除烦，主治牙疼剧烈，牙龈红肿，伴头痛、口臭、胃痛等症。

【来源】民间验方。

●天香炉煲猪肉

【配方】天香炉 30 克，猪瘦肉 100 克，盐适量。

【用法】用天香炉、猪瘦肉加清水适量煲汤，用盐少许调味。饮汤食肉。

【功效】本方祛风除湿、活血止痛。适用于风火牙痛等症。

【来源】民间验方。

●白芷粥

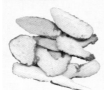

【配方】白芷 10 克，大米 50 克。

【用法】将白芷研成极细末。大米煮熟后调入白芷末，再煮至粥稠。趁热服用。

【功效】本方散风、解表、止痛，适用于寒凝牙痛、恶风怕冷、牙痛牵连半侧头痛等症。

【来源】民间验方。

●生地煲鸭蛋

【配方】生地黄 30 ～ 50 克，鸭蛋 2 个。

【用法】生地黄、鸭蛋加清水 1 碗半同煲，蛋熟后去壳再煎片刻。饮汤食蛋（也可加少许冰糖调味）。

【功效】本方清热生津，滋阴养血。适用于虚火牙痛等。

【来源】民间验方。

● 炒马齿苋

【配方】马齿苋（鲜品）250克。

【用法】马齿苋切段，武火炒，加入调料后作为佐餐菜肴。

【功效】本方清热解毒消痈，主治胃火上炎之牙龈宣肿、牙痈、牙痛等症。

【来源】民间验方。

● 枸杞麦冬饮

【配方】枸杞子15克，麦冬10克。

【用法】将枸杞子和麦冬用水煮沸15分钟，取汁频频饮用。

【功效】滋补肾阴，清热生津。适用于肾阴虚损之牙根宣露、咀嚼无力、牙齿疼痛等症。

【来源】民间验方。

外敷外用方 >>>>>>

● 黑豆酒漱口方

【配方】黑豆、黄酒各适量。

【用法】黄酒煮黑豆至稍烂，取汁漱口。

【功效】主治牙痛。

【来源】民间验方。

牙周炎

牙周炎是指发生在牙龈、牙周韧带、牙骨质和牙槽骨部位的慢性炎症，多数病例由长期存在的牙龈炎发展而来。由于病程缓慢，早期症状不造成明显痛苦，患者常不及时就医，使支持组织的破坏逐渐加重，最终导致牙齿的丧失。

中草药方 >>>>>>>

●辛甘绿茶方

【配方】绿茶1克，细辛4克，炙甘草10克。

【用法】后2味加水400毫升，煮沸5分钟，加入茶叶即可，分3次饭后服，每日1剂。

【功效】主治牙周炎、龋齿。

【来源】民间验方。

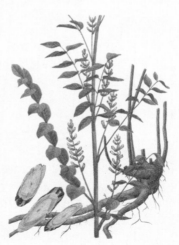

食疗药方 >>>>>>

●酒煮鸡蛋

【配方】白酒 100 毫升，鸡蛋 1 个。

【用法】白酒倒入瓷碗中，用火点燃，将鸡蛋打入，不搅动，不加调料，待火熄蛋熟，冷后顿服，每日 2 次。

【功效】主治牙周炎。

【来源】民间验方。

外敷外用方 >>>>>>

●月黄散

【配方】老月黄 10 克，雄黄 5 克。

【用法】上药共研细末，装瓶备用。在患处搽少许即可。

【功效】主治牙周炎。

【来源】《浙江中医杂志》，1991（1）。

【说明】功用止血化毒、杀虫，治虫牙齿黄。

●牙疳散

【配方】五谷虫 20 个，冰片 0.3 克。

【用法】将五谷虫以油炙脆，与冰片共研细末，装瓶。温水漱口，拭干，将药末撒于齿龈腐烂处，每日 5 次。

【功效】主治牙周炎。

【来源】《四川中医》，1983（4）。

口疮

口疮又称口疡，其特点是口舌浅表溃烂，形如黄豆，多见于唇、舌、颊黏膜、齿龈、硬腭等部位，有明显的痛感。相当于现代医学的复发性口腔溃疡。

中草药方 >>>>>>

● 金橘饼

【配方】金橘若干，糖适量。

【用法】金橘用糖腌制后，口含咽津，每日数次。

【功效】舒肝解郁生津。
用于肝郁气滞之口疮，
久用有效。

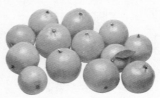

【来源】民间验方。

● 橘叶薄荷茶

【配方】橘叶30克，薄荷30克。

【用法】将2药洗净切碎，开水冲泡代茶饮。宜凉凉后饮用，避免热饮刺激口疮疼痛。

【功效】舒肝解郁，辛散止痛。适用于肝气不舒而致的口舌糜烂生疮。

【来源】民间验方。

食疗药方 >>>>>>>

• 葛根粥

【配方】葛粉 30 ~ 50 克，白糖 50 克。

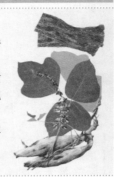

【用法】用适量水调匀葛粉，煮成粥，加入白糖即成。供早晚餐服食，20 日为 1 疗程。

【功效】清热生津。用于复发性口疮、口干烦渴等症。

【来源】民间验方。

• 枣泥红糖包

【配方】红枣 500 克，红糖 150 克，面粉适量。

【用法】红枣煮熟去皮、核，加入红糖调匀。用放好碱的发面包，蒸熟后食用。

【功效】温中和胃。用于脾胃虚寒型口疮。

【来源】民间验方。

• 甘草粥

【配方】炙甘草 10 克，糯米 50 克。

【用法】将炙甘草水煎沸 10 分钟，取汁加糯米煮粥。

【功效】健脾和中，适于脾胃虚寒、口疮经久不愈者。

【来源】民间验方。

竹叶粥

【配方】鲜竹叶 30 克（干品 15 克），生石膏 45 克，大米 50 克，白糖适量。

【用法】生石膏先煎 20 分钟，再放入竹叶同煎 7 ~ 8 分钟，取汁加入大米煮成粥。加糖搅匀，放凉后食用。

【功效】本方清热泻火，主治心胃火盛型口疮。

【来源】民间验方。

外敷外用方 >>>>>>

生姜方

【配方】新鲜生姜若干。

【用法】生姜捣汁，频频漱口，或为末擦之。

【功效】温中散寒。适用于虚寒口疮。

【来源】民间验方。

乌梅桔梗汤

【配方】乌梅、桔梗各 15 克。

【用法】上药加水浓煎，用消毒棉签蘸药液轻轻擦拭患处，每日 1 ~ 2 次。

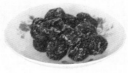

【功效】主治鹅口疮。

【来源】《湖南中医杂志》，1991（2）。

咽炎

　　咽炎是一种常见的上呼吸道炎症，可分为急性和慢性两种，多与过度使用声带，吸入烟尘及有害气体，过度吸烟、饮酒等因素有关。主要表现为咽干、发痒、灼热，甚者有咽痛、声音嘶哑、咳嗽、发热等症状。

中草药方 >>>>>>

● 胖大海饮

【配方】胖大海3个，蜂蜜15克。

【用法】将胖大海洗净，放入茶杯内，加入蜂蜜，以开水冲之，加盖，3～4分钟后，开盖，用勺拌匀即成。以之代茶饮。

【功效】主治肺热所致慢性咽炎，症见咽喉干燥、疼痛，有明显异物感，痰多且稠。

【来源】民间验方。

● 青果酒

【配方】白酒1000毫升，干青果50克，青黛5克。

【用法】将干青果洗净，晾干水汽，逐个拍破，同青黛入白酒，浸泡15日，每隔5日摇动1次。适量饮服。

【功效】清肺养阴，化痰散结。主治肺热伤阴型慢性咽炎。

【来源】《中国药膳》。

●母乳酒

【配方】酒50毫升，母乳汁500毫升。

【用法】上药和合，分2次服。

【功效】本方清肺养阴、化痰散结，主治慢性咽炎。

【来源】《普济方》。

●榄海蜜茶

【配方】绿茶、橄榄各3克，胖大海3枚，蜂蜜1匙。

【用法】先将橄榄放入清水中煎沸片刻，然后冲泡绿茶及胖大海，焖盖片刻、入蜂蜜调匀，徐徐饮汁。

【功效】主治慢性咽炎。

【来源】《饮食疗法100例》。

●罗汉果速溶饮

【配方】罗汉果250克，白糖100克。

【用法】罗汉果洗净，打碎，加水适量，煎煮。每30分钟取药液1次，加水再煎，共煎3次，最后去渣，合并煎液，再继续以文火煎煮浓缩到稍稠将要干锅时，停火，待冷后，拌入白糖把药液吸净，晒干，压碎，装瓶备用。每次10克，沸水冲化饮用，次数不限。

【功效】疏风清热。主治急性咽炎。

【来源】《广西中药志》。

消炎茶

【配方】蒲公英 400 克,金银花 400 克,薄荷 200 克,甘草 100 克,胖大海 50 克,淀粉 30 克。

【用法】先取薄荷、金银花、蒲公英各 200 克,与甘草、胖大海共研为细末,过筛,再将剩下的蒲公英、金银花加水煎 2 次,合并药液过滤,浓缩成糖浆状,与淀粉浆(淀粉加适量水制成)混合在一起,煮成糊状。再与上述备用药粉和匀,使之成块,过筛制成粒,烘干。每次 10 克,每日 3 次,开水泡饮。

【功效】主治风热所致急性咽炎。

【来源】《吉林省中草药栽培与制剂》。

食疗药方 >>>>>>

海带白糖方

【配方】水发海带 500 克,白糖 250 克。

【用法】将海带洗净、切丝,放锅内加水煮熟后捞出,拌入白糖腌渍 1 日后食用,每服 50 克,每日 2 次。

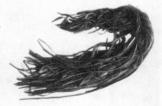

【功效】软坚散结,利咽。主治慢性咽炎。

【来源】民间验方。

失音、声音嘶哑

喉是人发出声音的主要器官，声音嘶哑是喉部病变的特有症状。病变轻时，声音失去清亮、圆润的音质，变低，变粗。严重时声音嘶哑，甚至只能像耳语一样，或者完全失音。引起声音嘶哑的主要疾病有急性或慢性喉炎、声带结节、声带或喉息肉、喉良性肿瘤、喉神经麻痹等。

中草药方 >>>>>>

●止咳清音合剂

【配方】鲜苍耳根茎 250 克，盐适量。

【用法】将鲜苍耳根茎洗净，加水 1000 毫升，煎煮 20 分钟即可，加盐调味，每日 1 剂，代茶频饮。

【功效】主治咳嗽失音。

【来源】《广西中医药》，1988（3）。

●芫荽冰糖茶

【配方】芫荽、茶叶、冰糖、盐各适量。

【用法】上物一起放进大茶碗中，用滚开水冲入，随即从火炉中夹起一块烧红的木炭，投入大碗内，用盖子将碗盖好，待 5 分钟后，即可倒出饮用。

【功效】适用于用嗓过度引起的喉咙嘶哑、失音者。

【来源】民间验方。

荷花汁酒

【配方】鲜荷花、黄酒各适量。

【用法】鲜荷花捣汁，和入
黄酒，频频含漱，每日数次。

【功效】主治烟酒过度、咽
喉炎引起的声音嘶哑。

【来源】民间验方。

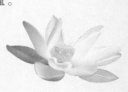

龙眼参蜜膏

【配方】党参250克，沙参150克，龙眼肉120克，
蜂蜜适量。

【用法】前3味加水适量浸泡后，加热煎煮，每20
分钟取煎汁1次，共取3次。合并煎液，以文火
煎熬浓缩至黏稠如膏时，加蜂蜜1倍，熬至沸，
待冷装瓶备用。开水调服2匙，每日2～3次。

【功效】本方清肺补气，主治咽喉干痛、声音嘶哑。

【来源】民间验方。

胖大海橄榄茶

【配方】胖大海3枚，橄榄6克，绿茶6克，蜂蜜1匙。

【用法】橄榄打碎，水煎片刻，冲泡绿茶、胖大海。
焖盖片刻，调入蜂蜜，徐徐饮汁。

【功效】本方养阴生津，主治声音嘶哑、失音经久不愈。

【来源】民间验方。

吮鲜鸡蛋

【配方】鲜鸡蛋 1 个。

【用法】每日早晨将鲜鸡蛋微热，挖 2 个小孔，放在唇边吮吸净尽，连吃 10 余日。

【功效】防治声音沙哑，使喉部润泽，发音清亮。

【来源】民间验方。

鸡心末方

【配方】公鸡心 7 个，黄酒适量。

【用法】公鸡心焙黄研细末，分作 7 包，第 1 次服 1 包，第 2 次和第 3 次各服 3 包，以热黄酒冲服，服后发汗，未愈再服。

【功效】适用于声带损伤的失音患者。

【来源】民间验方。

食疗药方 >>>>>>

葡萄甘蔗汁

【配方】葡萄 350 克，甘蔗 500 克。

【用法】2 物绞汁，混匀，用温开水送服。1 日量，分 3 次服。

【功效】本方生津润肺，主治咽喉干痛、声音嘶哑等。

【来源】民间验方。

耳鸣、耳聋

耳鸣、耳聋是耳部疾病的常见症状。耳鸣是指病人自觉耳内鸣响,如闻蝉声,或如潮声。耳聋是指不同程度的听觉减退,甚至丧失。耳鸣可伴有耳聋,耳聋亦可由耳鸣发展而来。

中草药方 >>>>>>>

●菖蒲甘草汤

【配方】石菖蒲60克,生甘草10克。

【用法】每日1剂,水煎分2次服。病久者同时服六味地黄丸或汤剂。

【功效】主治耳鸣。

【来源】《陕西中医》,1992(6)。

食疗药方 >>>>>>>

●枸杞羊肾粥

【配方】枸杞叶250克,羊肾1对,羊肉60克,大米60~100克,葱白2茎,盐适量。

【用法】先煮枸杞叶,取汁去渣,与羊肾、羊肉、大米、葱白同煮成粥,加盐适量。每日服1~2次。

【功效】本方益肾填精,适用于肾虚引起的耳鸣、耳聋。

【来源】民间验方。

苁蓉炖羊肾

【配方】肉苁蓉 30 克，羊肾 1 对，胡椒、味精、盐等调味品适量。

【用法】将肉苁蓉及羊肾（剖洗切细后）放入砂锅内，加水适量，文火炖熟，加入调味即可。当菜食用。

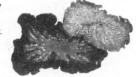

【功效】补肾益精。主治肾虚耳鸣、耳聋。

【来源】民间验方。

甜酒煮乌鸡

【配方】白毛乌骨雄鸡 1 个，甜酒 120 毫升。

【用法】同煮熟食，连服 5 ～ 6 只。

【功效】主治肾虚所致的耳鸣、耳聋，腰膝酸软，阳痿遗精。

【来源】民间验方。

磁石猪肾粥

【配方】磁石 60 克，猪肾 1 具，大米 60 克。

【用法】磁石打碎，入砂锅中水煎 1 小时，去渣。入猪腰、大米，煮粥。每晚温热服。

【功效】养肾益阴，填髓海。治肾虚引起的耳鸣、耳聋。

【来源】民间验方。

● 矾连油

【配方】枯矾3克，黄连3克，香油25克。

【用法】上药为末调膏，装入药棉球里，每晚睡前塞耳内，次晨换之。

【功效】主治耳聋伴有分泌物。

【来源】《中医简易外治法》。

● 葱汁滴耳方

【配方】葱汁适量。

【用法】每次滴入耳内2滴。

【功效】主治因外伤瘀血结聚所致耳鸣、耳聋。

【来源】民间验方。

● 甘遂塞耳方

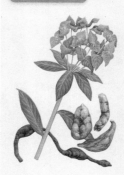

【配方】甘遂1克，棉球1枚。

【用法】于每晚睡觉时将甘遂放入耳内，棉球塞耳，晨起时取出，连用10日为1疗程。

【功效】主治耳聋。

【来源】民间验方。

妇科病

痛经

痛经是指妇女经期或经行前后出现周期性的小腹疼痛，并可引及全腹或腰骶部，甚至出现剧痛。中医学称痛经为"经来腹痛"或"行经腹痛"。

中草药方 >>>>>>

●姜枣红糖饮

【配方】红枣10枚，生姜6克，红糖60克。

【用法】水煎服，每日1次，连服3～5日，经前服。

【功效】适用于气血不足型痛经，伴面色苍白、头晕耳鸣、腰腿酸软等症。

【来源】民间验方。

●花盘红糖饮

【配方】干葵花盘30～60克，红糖30克。

【用法】将干葵花盘水煎取汁，加红糖稍煮片刻即成。每日分2次服用。

【功效】本方清热止痛，适用于湿热引起的痛经。

【来源】民间验方。

●玫瑰花蜜茶

【配方】绿茶1克，玫瑰花5克，蜂蜜25克。

【用法】上药加水 300 毫升,煮沸 5 分钟,分 3 次饭后服。
【功效】主治经前腹痛,月经失调,赤白带下。
【来源】民间验方。

●川芎调经茶

【配方】川芎 3 克,茶叶 6 克。
【用法】上 2 味加水 400 毫升,煎取 150 ~ 200 毫升。
每日 1 ~ 2 剂,饭前热服。
【功效】主治痛经,伴头晕目眩、恶心呕吐等症。
【来源】《简便单方》。

●三花调经茶

【配方】玫瑰花、月季花各 9 克（鲜品均用 18 克）,
红花 3 克。
【用法】上 3 味制粗末,以沸水冲泡,焖 10 分钟。
每日 1 剂,连服数日,在经行前几天服为宜。
【功效】主治气滞血瘀型痛经。
【来源】民间验方。

●核桃仁糖酒方

【配方】青核桃仁 3000 克,黄酒 5000 毫升,红糖 1000 克。
【用法】上药混合浸泡 24 小时后晒干备用,可常服食。
【功效】适用于寒凝血瘀所致的痛经。
【来源】民间验方。

● 樱桃叶止痛汤

【配方】樱桃叶（鲜、干品均可）20～30克，红糖20～30克。

【用法】上药水煎取液300～500毫升，加入红糖熔化，顿服。经前服2次，经后服1次。

【功效】主治痛经。

【来源】《浙江中医杂志》，1992（6）。

● 黄芪膏

【配方】生黄芪、鲜茅根各12克，山药10克，粉甘草6克，蜂蜜20克。

【用法】将黄芪、茅根煎10余沸，去渣橙汁2杯。甘草、山药研末同煎，并用筷子搅动，勿令药末沉锅底。煮沸后调入蜂蜜，分3次服下。

【功效】健脾益肾，补气养血。主治气血虚弱型痛经。

【来源】民间验方。

● 红花酒

【配方】红花100克，60度白酒400毫升。

【用法】把红花放入细口瓶内，加白酒浸泡1周，每日振摇1次。每次服用10毫升。

【功效】温经散寒，活血调气。主治寒凝血瘀型痛经。

【来源】民间验方。

• 南瓜蒂红花饮

【配方】南瓜蒂 1 枚，红花 5 克，红糖 30 克。

【用法】前 2 味煎煮 2 次，去渣，加入红糖溶化，于经前分 2 天服用。

【功效】治痛经有显效。

【来源】《浙江中医》，1989（6）。

• 当归酒

【配方】当归 250 克，白酒 1000 毫升。

【用法】当归浸酒中 3～5 日，每次温服 10～20 毫升，每日 3 次。

【功效】主治气血不足型痛经，伴头晕耳鸣、腰腿酸软、精神疲乏等症。

【来源】《本草纲目》。

• 玫瑰膏

【配方】玫瑰花（初开者）300 朵，红糖 500 克。

【用法】将玫瑰花去净心蒂，以花瓣放入砂锅内煎取浓汁。滤去渣，文火浓缩后加入红糖，再炼为稠膏。早、晚各用开水冲服 20～30 毫升。

【功效】行气解郁，活血调经。主治肝胃不和型月经不调，症见经前腹痛或胁肋乳房胀痛等。

【来源】民间验方。

食疗药方 >>>>>>>

●河蟹红藤汤

【配方】河蟹2只（约250克），红藤30克，米酒适量。

【用法】前2味洗净后用瓷罐文火炖熟，加米酒适量，再炖片刻，趁热吃河蟹喝汤。

【功效】主治气滞血瘀型痛经。

【来源】民间验方。

●苁蓉桂枝粥

【配方】肉苁蓉20克，桂枝10克，鹿角胶5克，大米5克。

【用法】将肉苁蓉、桂枝煎沸20分钟，去渣留汁，放入大米煮粥。待粥熟时加入鹿角胶烊化。分2次食用。

【功效】补肾益精，温经止痛。主治寒湿凝滞型痛经。

【来源】民间验方。

●枸杞炖兔肉

【配方】枸杞子15克，兔肉250克，调料适量。

【用法】将枸杞子和兔肉入适量水中，用文火炖熟。加盐调味，饮汤食肉，每日1次。

【功效】滋补肝肾，补气养血。主治肝肾亏虚型痛经。

【来源】民间验方。

●山楂粥

【配方】山楂 15 克，大米 50 克，白糖适量。

【用法】先将山楂炒至棕黄色，加温水浸泡片刻，煎取浓汁小半碗，约 150 毫升。再加大半碗水约 400 毫升，入大米、白糖，煮成稀粥。分早晚 2 次，温热服用。

【功效】本方具有祛瘀生新之功效，适用于瘀血性痛经，伴心烦易怒、胸闷不畅、乳房作胀等症。

【来源】民间验方。

●杜仲炖猪肾

【配方】杜仲 20 克，猪肾 200 克，葱、姜、盐各适量。

【用法】将猪肾洗净，切块备用。杜仲煎沸 15 分钟，去渣留汁，放入猪肾及适量葱姜，炖 2～3 小时，再加入适量盐，熬至汁稠即成。

【功效】滋补肝肾。用于肝肾亏损型痛经。

【来源】民间验方。

●青壳鸭蛋方

【配方】青壳鸭蛋 3 个（去壳），酒半碗，生姜 25 克。

【用法】鸭蛋与姜、酒共煮熟，以白糖调服。

【功效】主治经行腹痛，不思饮食。

【来源】民间验方。

外敷外用方 >>>>>>>

●敷贴止痛方

【配方】肉桂10克,吴茱萸、茴香各20克,白酒适量。

【用法】前4味共研细末,用白酒炒热敷于脐部,用胶布固定,冷后再炒敷,经前连敷3日。

【功效】主治痛经。

【来源】民间验方。

●耳窍塞药方

【配方】75%酒精50毫升,大蒜适量。

【用法】消毒棉球蘸酒精后塞耳孔,5～30分钟内见效。

【功效】主治痛经。

【来源】《中医外治方药手册》。

●乳香没药方

【配方】乳香、没药各15克,黄酒适量。

【用法】将前2味混合碾为细末,备用。于经前取5克,调黄酒制成药饼如五分硬币大,贴在脐孔上,外用胶布固定。每日换药1次,连用3～5日。

【功效】主治妇女痛经。无论经前、经后或经期疼痛均可。

【来源】民间验方。

闭经

凡女性年满18周岁未行经，或月经周期已建立，但又发生3个月以上无月经者为闭经。前者为原发性闭经，后者为继发性闭经。病人除了月经闭止之外，尚有面色苍白或萎黄，心悸气短，神疲乏力，失眠多梦，心烦易怒等症。

中草药方 >>>>>>

● 鲤鱼头酒

【配方】鲤鱼头1个，陈酒适量。

【用法】鱼头晒干，煅炭存性，研成细末，用陈酒送服，每次15克，日服3次，每月连服5～6日。

【功效】主治湿滞型闭经，伴形体肥胖、胸胁满闷、面浮足肿等症。

【来源】民间验方。

● 常春酒

【配方】常春果、枸杞子各200克，酒1500毫升。

【用法】前2味捣破，盛于瓶中，注酒浸泡7日后即可饮用。每次空腹饮1～2杯，每日3次。

【功效】填精益髓，滋补肝肾。主治月经闭止日久，伴消瘦、头晕、眼干涩等症。

【来源】《百病中医药酒疗法》。

●益母草糖酒方

【配方】益母草 50 克,红糖 100 克,黄酒 100 毫升。
【用法】上药水煎前 2 味,加入黄酒,每日 1 剂,
每晚睡前服。
【功效】主治气滞血瘀型闭经。
【来源】民间验方。

●大蒜橘皮饮

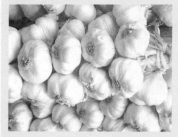

【配方】大蒜、鲜
橘皮、红糖各适量。
【用法】上药水煎
分服,每日 1 剂,
连服 3 ~ 5 剂。
【功效】主治气滞
血瘀型闭经。
【来源】民间验方。

●红枣姜糖茶

【配方】红枣 60 克,老姜 15 克,绿茶 1 克,红糖
60 克。
【用法】水煎代茶饮,连服至经来为止。
【功效】主治血虚型闭经,症见面色萎黄、神疲肢倦、
小腹冷痛等。
【来源】民间验方。

●金樱当归汤

【配方】金樱根 15 ~ 30 克，当归 5 克，猪瘦肉适量。

【用法】水煎，临睡前顿服。经未潮，次日晚再服 1 次。

【功效】主治闭经。

【来源】《福建中医药》，1986（5）。

●丝瓜络酒

【配方】丝瓜络 30 克，黄酒适量。

【用法】丝瓜络烧灰，黄酒送服，每次 9 克。或用黄酒、开水各半煎成汤剂，日服 2 次。

【功效】主治闭经。

【来源】民间验方。

【注意】忌食生冷，忌洗凉水。

●月季益母酒

【配方】月季花、益母草各 25 克，黄酒适量。

【用法】前 2 味水煎，加黄酒温服。

【功效】活血祛瘀，主治闭经。

【来源】民间验方。

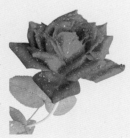

食疗药方 >>>>>>

●益母草蛋汤

【配方】鸡蛋2个，鲜益母草30克。

【用法】益母草切碎，与鸡蛋同煎，待蛋熟后，去渣取汁，加红糖50克即可食用。食蛋饮汤，连服3~4天。

【功效】适用于精神刺激引起的闭经。

【来源】《草药手册》。

●木槿花蛋汤

【配方】木槿花30克，鸡蛋2个。

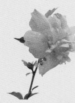

【用法】以花煮汤，汤沸打入鸡蛋。吃蛋饮汤。

【功效】疏肝理气，活血化瘀。主治气滞血瘀型闭经，此症常由精神刺激所引起。

【来源】《偏方大全》。

●酒煮白鸽

【配方】白鸽1只，白酒适量。

【用法】酒、水各半将洗净去内脏之白鸽煮熟，隔日1次，每月连服4~5次。

【功效】主治肝肾不足型闭经。

【来源】民间验方。

● 乌鸡乌贼汤

【配方】雌乌鸡 1000 克，
水发乌贼 500 克，当归
30 克，黄精 60 克，鸡
血藤 120 克，葱白、生姜、料酒、盐各适量。

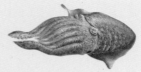

【用法】将雌乌鸡宰杀后，去毛和内脏，再将当归、
黄精、鸡血藤放鸡腹内，置砂锅中，加清水适量，
用武火烧沸，撇去浮沫，然后将水发乌贼肉、生姜、
料酒、葱白、盐加入；改用文火煨炖，鸡肉熟烂为
度。分餐食用，吃肉喝汤，隔 3 日 1 次。

【功效】本方具有益气补血通经之功效，主治气血
不足型痛经。

【来源】《家用鱼肉禽蛋治病小窍门》。

● 甲鱼炖白鸽

【配方】甲鱼 50 克，白鸽 1 只，葱、姜、黄酒、盐、
味精各适量。

【用法】将白鸽用水憋死，除去羽毛、内脏；甲鱼
洗净捶成碎块，放入白鸽腹内。将白鸽放入碗内，
加姜、葱、盐、黄酒、清水适量，隔水炖熟。空
腹食用，每日 1 次。

【功效】主治肝肾亏虚型闭经，伴头晕、眼干、四
肢麻木，腰酸腿软等症。

【来源】民间验方。

●调经茶

【配方】绿茶 25 克,白糖 100 克。

【用法】用沸水将上 2 味浸泡 1 夜,次日饮服。每日 1 剂,温热顿服。

【功效】疏肝理气,活血化瘀,主治气滞血瘀型闭经。

【来源】《偏方大全》。

外敷外用方 >>>>>>

●盐酒熨脐方

【配方】生盐 250 克,白酒适量。

【用法】生盐炒热,入适量白酒和匀,再炒片刻,布包趁热熨肚脐、小腹,每日 3 次,每次 20 ~ 30 分钟,连续熨数日,以愈为度。

【功效】主治气滞血瘀型闭经。

【来源】民间验方。

●丹参鸡蛋汤

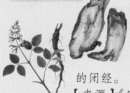

【配方】丹参 30 克,鸡蛋 2 个。

【用法】丹参与鸡蛋加适量水共煮,2 小时后,饮汤吃蛋。

【功效】主治精神刺激引起的闭经。

【来源】《家庭厨房百科知识》。

崩漏

崩漏是指妇女非周期性子宫出血。其来势汹汹如山崩者称"崩",其来势缓慢而淋漓不断者称"漏",崩与漏在发病过程中,可互为转换,如久崩不愈,病势日轻,可转为漏,如漏而不止,病势日进,也可转为崩。崩漏相当于现代医学的功能性子宫出血等病。

中草药方 >>>>>>

◆干姜炭酒

【配方】干姜炭9克,黄酒适量。

【用法】姜炭末黄酒冲服,每日1剂。

【功效】主治血瘀型崩漏。

【来源】民间验方。

◆葱姜鸡蛋酒

【配方】鸡蛋3个,葱白60克,生姜30克,香油、酒各适量。

【用法】后2味切碎,入蛋黄搅匀,用香油炒焦,冲酒去渣温服。

【功效】主治血瘀型崩漏,症见经血时下时止或淋漓不净,伴小腹胀痛等症。

【来源】民间验方。

● 旱莲牡蛎汤

【配方】旱莲草 30 克，牡蛎 20 克，阿胶、大黄炭各 15 克，卷柏炭 12 克，川芎、甘草各 6 克。

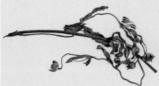

【用法】水煎服，每日1 剂。

【功效】适用于功能性子宫出血偏阴虚者。

【来源】《河北中医》，1987（4）。

● 干姜乌梅棕炭方

【配方】干姜（烧灰存性）45 克，乌梅肉 30 克，棕榈炭 30 克，米汤适量。

【用法】上药共研末，贮瓶备用。每服 9 克，米汤送下，每日 2 次。

【功效】主治崩漏不止。

【来源】民间验方。

● 蓬壳棉籽方

【配方】陈莲蓬壳 15 克，棉花籽 10 克，米酒适量。

【用法】莲蓬壳、棉花籽烧炭存性，共研末，以米酒冲服。

【功效】主治妇女子宫出血。

【来源】民间验方。

食疗药方 >>>>>>>

● 艾叶酒炖母鸡

【配方】老母鸡1只，艾叶15克，米酒60毫升。

【用法】鸡去毛及内脏后，用艾叶、米酒共炖汤服，隔日1剂，连服5～6剂。

【功效】主治功能性子宫出血属气血虚弱者。

【来源】民间验方。

● 泥烧鲫鱼

【配方】活鲫鱼1尾，当归9克，血竭、乳香各3克，黄酒适量。

【用法】鲫鱼去肠脏杂物，腹内塞入当归、血竭、乳香，泥裹烧存性，研成细末，用温黄酒送服，每服3克，每日2次。

【功效】主治子宫出血。

【来源】民间验方。

● 黑豆煮鸡蛋

【配方】黑豆60克，鸡蛋2个，米酒120毫升。

【用法】黑豆与鸡蛋（带壳）用文火同煮，蛋熟后去壳再煮，服时加米酒，吃蛋喝汤。

【功效】主治崩漏。

【来源】民间验方。

●艾叶炖乌鸡

【配方】乌鸡1只，艾叶20克，黄酒30毫升。

【用法】将乌鸡放血去毛及内脏，加艾叶、黄酒、水1杯，隔水蒸烂熟，吃肉喝汤。

【功效】主治子宫出血。

【来源】民间验方。

【注意】口渴烦热或有发热、小便黄、大便干结者不宜用。

●黑木耳汤

【配方】黑木耳、红糖各60克。

【用法】黑木耳加水煮烂，放入红糖，每日分2次服用。

【功效】主治子宫出血。

【来源】民间验方。

外敷外用方 >>>>>>>

●止崩灸法

【配方】生姜、艾炷。

【用法】生姜切片，艾绒黄豆大艾炷，共做10～15粒。患者仰卧，取生姜片1块置于脐上，艾炷放姜片上点燃，连续灸10壮，每日灸1～2次，灸至血止为度。

【功效】主治功能性子宫出血（崩漏）。

【来源】民间验方。

脱子垂宫

子宫脱垂多因平素体弱，多产多育，分娩时用力过度或产后劳动过早而引起。临床上以阴中有物下坠，甚则挺出阴户之外为主要症状。

中草药方 >>>>>>

升麻鸡蛋散

【配方】升麻 4 克，鸡蛋 1 个。

【用法】将升麻研末，再把鸡蛋顶端打一黄豆粒大小的圆孔，把药末放入蛋内搅匀，取湿纸将蛋孔盖严，放蒸笼内蒸熟。每日吃药鸡蛋 6 个，10 日为 1 疗程。休息 2 日，再服第 2 疗程。

【功效】主治子宫脱垂。

【来源】《山东中医杂志》，1986（3）。

鲜荔枝酒

【配方】去壳连核鲜荔枝 1000 克，陈米酒 1000 毫升。

【用法】鲜荔枝浸泡米酒中，1 周后饮用（饮量视酒量而定），早、晚各 1 次。

【功效】主治子宫脱垂。

【来源】民间验方。

● 金樱子饮

【配方】金樱子干品适量。

【用法】上药水煎取汁 2 次，去渣浓缩煎液，以每毫升煎液相当于生药 1 克为度。每日服 120 毫升，分早、晚 2 次服，3 日为 1 疗程。

【功效】滋补肾阴。适用于子宫脱垂。

【来源】民间验方。

食疗药方 >>>>>>>

● 菟丝子粥

【配方】菟丝子 60 克，大米 100 克。

【用法】将菟丝子研碎，加水 300 毫升，煎至 200 毫升，去渣留汁，入大米煮粥。每日早、晚温服，10 日为 1 疗程。

【功效】适用于子宫脱垂。

【来源】民间验方。

● 金樱子煮蛋

【配方】金樱子 30 克，鸡蛋 1 个。

【用法】金樱子去外刺及内瓤，与鸡蛋炖煮后喝汤吃蛋。

【功效】本方收敛固涩，适用于妇女子宫脱垂、带下等症。

【来源】民间验方。

●首乌鸡汤

【配方】制首乌20克，老母鸡1只，盐少许。

【用法】将老母鸡宰杀去毛及内脏，洗净。将制首乌装入鸡腹内，加水适量煮至肉烂，饮汤食肉。酌量分次食用，连服4~6周。

【功效】补肾健脾，益气升提。适用于子宫脱垂。

【来源】民间验方。

●首乌鸡蛋汤

【配方】制首乌30克，鸡蛋2个，补中益气丸10丸。

【用法】先将制首乌、鸡蛋水煮，水开10分钟后取蛋去壳，放入再煮50分钟后取汤。用药汤送服补中益气丸，并食鸡蛋。每日用2次，连服4~6周。

【功效】补肾益气。治疗脾肾亏虚引起的子宫脱垂。

【来源】民间验方。

●黄芪粥

【配方】黄芪20克，大米50克。

【用法】黄芪加水200毫升煎至100毫升，去渣留汁，加入大米、水300毫升煮粥。食时可加红糖少许。每日早、晚各服1次，7~10日为1疗程。

【功效】本方补中益气，主治气血虚弱型子宫脱垂。

【来源】民间验方。

带下病

　　带下是成年妇女从阴道流出的少量带有黏性的液体，多半是白色的，无气味，能拖长如带状，故称"白带"。这是成年妇女的生理现象，无须治疗。若生殖道因感染了滴虫、霉菌及各种细菌引起炎症，或因生殖器肿瘤、药物影响等引起白带增多，中医称之为带下症。

中草药方 >>>>>>

●红枣马兰茶

【配方】马兰根 20 克，红枣 10 克。

【用法】将马兰根洗净，切碎，与红枣煎水取汁。代茶饮。

【功效】清利湿热。主治湿热所致带下病。

【来源】《常见病验方研究参考资料》。

●冬瓜子饮

【配方】冬瓜子 30 克，冰糖适量。

【用法】将冬瓜子洗净捣碎，加冰糖，冲开水 1 碗放在陶瓷罐里，用文火隔水炖，每日 2 次，连服 1～5 日。

【功效】本方清利湿热，主治湿热引起的带下病，症见带下量多色黄、阴中瘙痒、口苦咽干等。

【来源】《家庭巧用茶酒治百病》。

● 肉苁蓉饮

【配方】肉苁蓉 20 克。

【用法】水煎服，每日早、晚各服 1 次。

【功效】主治肾气虚弱型下病。

【来源】民间验方。

● 带愈饮

【配方】鸡冠花 30 克，金樱子 15 克，白果 10 个。

【用法】上药水煎服，每日 1 剂。

【功效】主治带下病。

【来源】《中医秘单偏验方妙用大典》。

食疗药方 >>>>>>

● 茯苓车前粥

【配方】茯苓粉、车前子各 30 克（纱布包），大米 60 克，白糖适量。

【用法】先将车前子加水 300 毫升，煎半小时取出。加大米和茯苓共煮粥，粥成加白糖，每日服 2 次。

【功效】本方清利湿热，主治湿热引起的带下病，伴阴中瘙痒、小腹疼痛、口苦咽干等症。

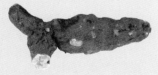

【来源】民间验方。

●芹菜籽酒

【配方】芹菜籽30克，黄酒适量。

【用法】芹菜籽水煎，黄酒为引送服，分2次服完。

【功效】清利湿热。主治湿热引起的带下病。

【来源】民间验方。

●菟丝子粥

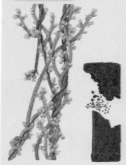

【配方】菟丝子30克，大米60克，白糖适量。

【用法】将菟丝子洗净后捣碎，加水煎煮，取汁去渣，入米煮粥。粥将熟时加入白糖，稍煮即可。日分2次空腹服。

【功效】补肾固精，养肝明目。治疗妇女带下、习惯性流产等。

【来源】民间验方。

●白扁豆粥

【配方】白扁豆60克（鲜品加倍），大米100克。

【用法】上2味同煮为粥，随意食之。

【功效】本方健脾益气燥湿，主治带下病，伴面色苍白、四肢不温、精神疲惫等症。

【来源】《延年秘旨》。

阴痒

阴痒是指妇女外阴部或阴道内瘙痒，亦称"阴蚀""阴门瘙痒""阴疮"等。多因湿热蕴结或肝肾不足、精血亏虚、血虚生风化燥或感染虫病等因素所致。症状为外阴或阴道内痒痛难忍，或时出黄水，痒痛有时波及肛门周围，或伴有不同程度的带下。

中草药方 >>>>>>

●地龙葱蜜膏

【配方】地龙3～4条，葱数根，蜂蜜适量。

【用法】地龙、葱分别炙干，共研细末，蜜适量煮成膏，将药搅匀，敷于患处。

【功效】主治阴痒。

【来源】民间验方。

食疗药方 >>>>>>

●杏仁豆浆

【配方】甜杏仁9克，豆浆适量。

【用法】甜杏仁冲入豆浆内服。

【功效】主治外阴白斑。

【来源】民间验方。

【注意】忌食辛辣。

● 马鞭草蒸猪肝

【配方】猪肝 60 克，马鞭草 30 克。

【用法】将猪肝及马鞭草切成小块拌匀，用盖碗盖好，放蒸锅内蒸半小时即可食用。顿服。

【功效】解毒补虚。主治阴痒。

【来源】民间验方。

外敷外用方 >>>>>>>

● 苦参明矾茶洗液

【配方】绿茶 25 克，苦参 150 克，明矾 50 克（研末）。

【用法】上药加水 1500 毫升，煮沸 10 分钟，温洗患处，再煮再洗。每日 1 剂。

【功效】主治阴痒。

【来源】民间验方。

● 杏仁桑叶油涂搽方

【配方】苦杏仁 100 克，香油 450 克，桑叶 150 克。

【用法】将杏仁炒干研成粉末，用香油调成稀糊状，用时先以桑叶煎水冲洗外阴、阴道，然后用杏仁油涂搽。每日 1 次。

【功效】主治阴痒。

【来源】民间验方。

【注意】忌吃葱、姜、辣椒等刺激性食物。

妊娠呕吐

妊娠呕吐，中医称之为"妊娠恶阻"，是指妊娠早期（3个月之内）出现厌食、流涎、恶心、呕吐，甚至汤水不进等现象。轻者不必治疗，可自行缓解。呕吐较严重的，进食即吐，严重影响孕妇健康及胎儿的发育，应及时进行治疗。

中草药方 >>>>>>

● 陈皮藕粉饮

【配方】藕粉 25 克，陈皮 3 克，砂仁 1.5 克，木香 1 克，白糖适量。

【用法】将砂仁、陈皮、木香共研细末，同藕粉、白糖一起冲服。

【功效】健脾和胃，理气止呕。适用于肝胃不和型妊娠呕吐者。

【来源】民间验方。

● 萝卜子姜柚饮

【配方】萝卜子、鲜姜、柚子皮各 15 克。

【用法】上 3 味用水 500 毫升煮成 250 毫升后服，每日 1 剂。

【功效】温中行气，和胃止呕。主治妊娠呕吐。

【来源】民间验方。

食疗药方 >>>>>>

●苹果皮米汤

【配方】新鲜苹果皮 60 克，大米 30 克。

【用法】将大米炒黄，和苹果皮加水同煎。代茶饮用。

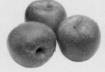

【功效】健胃止呕。适用于妊娠呕吐。

【来源】民间验方。

【说明】苹果可调节水钠平衡，防止妊娠呕吐后出现酸中毒症状。

●芹甘蛋汤

【配方】芹菜根 10 克，甘草 15 克，鸡蛋 1 个。

【用法】先煎芹菜根、甘草，水沸后打入鸡蛋即可。

【功效】养阴和中止呕。主治妊娠呕吐。

【来源】民间验方。

●山药半夏粥

【配方】山药细末 50 克，清半夏 30 克，白糖适量。

【用法】用温水淘去清半夏的矾味，以砂锅煎取清汤 200 毫升，去渣入山药细末，煎二三沸，粥成后加白糖，每日早、晚作点心服。

【功效】主治脾胃虚弱引起的妊娠呕吐。

【来源】民间验方。

• 姜奶止呕汁

【配方】鲜牛奶200毫升,生姜汁10毫升,白糖20克。

【用法】将上3味煮沸后温服,每日2次。

【功效】主治脾胃虚弱型妊娠呕吐。

【来源】民间验方。

• 韭菜奶汁

【配方】牛奶250毫升,
韭菜末10克。

【用法】牛奶煮开,调
入韭菜末,温服。

【功效】和胃温阳,调
中止呕。主治妊娠呕吐。

【来源】民间验方。

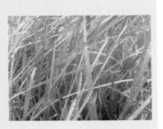

外敷外用方 >>>>>>

• 生姜敷贴方

【配方】姜6克。

【用法】将生姜烘干,研为细末,过筛,以水调为
糊状,敷脐,外用伤湿止痛膏固定。每日1次,
连用3日。

【功效】主治各型妊娠呕吐。

【来源】民间验方。

胎漏、胎动不安

妊娠期胎动，有下坠感，或轻度腰酸腹痛，以及阴道内有少许血液流出时，称胎动不安。若阴道经常有血漏出，淋沥不止，则称为胎漏，这些都是小产的先兆。

中草药方 >>>>>>

● 艾叶阿胶煎

【配方】阿胶、艾叶各 12 克，葱白 24 克。

【用法】阿胶炒过，与诸药同煎分服。

【功效】主治胎漏、胎动不安。

【来源】民间验方。

● 南瓜蒂煎

【配方】南瓜蒂 3～5 个。

【用法】水煎，每日 2 次分服。

【功效】主治胎动不安。

【来源】民间验方。

● 黑豆酒

【配方】黑豆 150 克，米酒 200 毫升。

【用法】上 2 味入锅煮成 1 碗，空腹服。

【功效】主治胎动不安，腹痛、腰痛。

【来源】民间验方。

●赤小豆芽酒

【配方】赤小豆芽 1 把,黄酒 30 克。

【用法】赤小豆芽水煎,取汁 1 茶杯,兑黄酒温服。

【功效】主治先兆流产。

【来源】民间验方。

●阿胶鸡蛋

【配方】阿胶珠 30 克,鸡蛋 3 个,米酒 60 毫升。

【用法】用米酒煮阿胶至溶化,再打入鸡蛋稍煮片刻,入盐少许调匀,分作 3 份,每日分 3 次服完,饭前空腹服。

【功效】主治胎动不安,滑胎坠产。

【来源】民间验方。

食疗药方 >>>>>>

●赤小豆鲤鱼汤

【配方】鲤鱼 1 尾,赤小豆 60 克,姜、醋各适量。

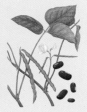

【用法】鲤鱼去肠杂,不去鳞,加入赤小豆、姜、醋,清炖或煮汤,吃鱼喝汤。

【功效】主治胎动不安、妊娠水肿。

【来源】民间验方。

恶露不绝　　妇女分娩或流产后，由于子宫肌肉收缩和细胞自体分解，阴道内可陆续排出少量暗红色的液体，即恶露。恶露为宫腔内积血、坏死的胎膜组织和宫颈黏液等。

中草药方 >>>>>>

●归芍姜桂酒

【配方】生姜、桂心各90克，当归、芍药各60克，酒3.5升。

【用法】上4味细切，以水酒各3.5升，煮取2升。每次服30毫升，每日2次。

【功效】本方具有活血化瘀之功效，主治产后恶露不绝。

【来源】《外台秘要》。

●地黄酒

【配方】生地黄汁1000毫升，生姜汁100毫升，清酒2000毫升。

【用法】上药先煎地黄汁3～5沸，次入生姜汁，并酒再煎一二沸。每次温服一小盏，每日3次。

【功效】本方养阴清热止血，主治产后血热引起的恶露不绝。

【来源】《普济方》。

食疗药方 >>>>>>>

●山楂粥

【配方】鲜山楂60克，大米60克，白糖10克。

【用法】山楂入砂锅煎取浓汁，去渣，然后入大米、白糖煮粥。可做上、下午点心服用，7～10日为1疗程。

【功效】本方健脾胃、消食积、散瘀血，治疗妇女产后恶露不尽有良效。

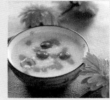

【来源】民间验方。

【注意】慢性脾胃虚弱病人不宜选用。不宜空腹食。

●黄酒蒸蟹

【配方】活蟹200克，黄酒100毫升。

【用法】共放锅内蒸熟，喝汁食蟹，每日1剂。

【功效】主治产后恶露不下，血气刺痛。

【来源】民间验方。

●人参姜汁粥

【配方】人参末6克，姜汁10毫升，大米适量。

【用法】大米煮粥，熟时加入人参、姜汁。早、晚服用。

【功效】主治气虚型恶露不绝。

【来源】民间验方。

产后血晕

产后血晕，是指产后突然头晕眼花，不能坐起，或心胸满闷，恶心呕吐，甚则口噤神昏。本病为产后危证之一，若抢救不及时，可致正气暴脱而危及生命。

中草药方 >>>>>>

●参附炮姜方

【配方】人参 3 克，附子 6 克，炮姜 12 克。

【用法】上药水煎服，每日 1 剂。

【功效】主治产后气虚血脱引起的血晕症。

【来源】民间验方。

●黄瓜鱼鳔酒

【配方】黄瓜、鱼鳔各适量，黄酒 10 毫升。

【用法】前 2 味炙酥，研细末，以黄酒冲服。

【功效】主治产后血晕。

【来源】民间验方。

●韭菜酒

【配方】韭菜（切碎）250 克，黄酒适量。

【用法】黄酒煮沸，冲入韭菜末，趁热灌服。

【功效】主治产后血晕。

【来源】民间验方。

食疗药方 >>>>>>

●香葱糯米粥

【配方】糯米 50 克，香葱数根。

【用法】糯米煮粥，临熟时加入香葱，煮二三沸后食用。

【功效】主治产后血晕。

【来源】民间验方。

●良姜鸡蛋

【配方】鸡蛋 2 个，良姜 10 克，米醋 15 毫升。

【用法】良姜研粉，打入鸡蛋调匀，炒之将熟时用米醋炙之即成，顿服。

【功效】主治产后血晕。

【来源】民间验方。

外敷外用方 >>>>>>

●葱蜜敷贴方

【配方】葱白、蜂蜜各适量。

【用法】共捣如泥，敷于脐部，盖以纱布，胶布固定。

【功效】主治产后血晕。

【来源】民间验方。

产后缺乳

产后乳汁甚少或全无，称为"缺乳"，亦称"乳汁不足"，或"乳汁不行"。产妇除了缺乳之外，尚有面色苍白、食少便溏，或者有乳房胀满、情志抑郁、胸闷、食欲缺乏等症状。

中草药方 >>>>>>>

● 鱼灰酒

【配方】鲤鱼头（瓦上烧灰）5 枚，黄酒 500 毫升。

【用法】将鲤鱼头细研为散，酒煎数沸，去渣备用。早、中、晚各温饮 15 ~ 20 毫升。

【功效】本方益气补血，有通乳之功，适用于产后乳少者。

【来源】民间验方。

● 吴茱萸酒

【配方】吴茱萸根（粗者）约 30 厘米长，麻子 50 克，陈皮 70 克，酒 1 千克。

【用法】将吴茱萸根切碎，捣陈皮、麻子为泥，然后拌入碎吴茱萸根，用酒浸 1 宿后，文火微煎，去渣，贮瓶。分作 5 份，空腹温服。

【功效】主治产后缺乳。

【来源】《圣济总录》。

●栝楼酒

【配方】栝楼（黄大者佳）1 枚，酒 250 毫升。

【用法】栝楼捣烂，用酒煎至 100 毫升，去渣。每服 50 毫升，不拘时。

【功效】主治肝郁气滞型产后缺乳。

【来源】《圣济总录》。

●紫河车酒

【配方】紫河车 1 只，黄酒适量。

【用法】紫河车洗净、焙干、研细末，每服 4.5 克，黄酒送服，每日 3 次。

【功效】主治产后缺乳。

【来源】民间验方。

食疗药方 >>>>>>

●鲜虾汤

【配方】新鲜大虾 100 克，黄酒 20 毫升。

【用法】虾去头足，煮汤，加入黄酒，吃虾喝汤，或将虾炒拌黄酒食，每日 2 次。

【功效】主治产后体虚，乳汁不下。

【来源】民间验方。

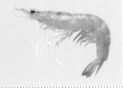

●赤小豆粥

【配方】赤小豆 50 克，大米 100 克，红糖少许。

【用法】先将赤小豆煮开花，再下大米共煮为粥，服时酌加红糖，每日 2 次，早、晚服用。

【功效】疏肝解郁，通络下乳。主治产后缺乳，伴胸胁胀闷、情志抑郁、食欲减退等症。

【来源】《长寿粥谱》。

●猪蹄催乳酒

【配方】猪蹄（熟炙捶碎）2 只，通草（细切）240 克，清酒 1000 毫升。

【用法】前 2 味用清酒浸之，再加水 1000 毫升，煮取 800 毫升。适量饮酒食肉。

【功效】疏肝解郁，通络下乳。主治产后缺乳，伴胸胁胀闷、情志抑郁、食欲减退等症。

【来源】《千金要方》。

●鲫鱼汤

【配方】鲫鱼 1 条（约 500 克），黄酒 30 毫升。

【用法】鱼煮半熟时加入黄酒，清炖，吃鱼喝汤，每日 1 次。

【功效】主治产后气血不足，乳汁不行，亦治妊娠水肿。

【来源】民间验方。

不孕症

不孕症指育龄妇女婚后同居 2 年以上，未避孕，配偶健康，性生活正常而未孕，或曾孕而又间隔 2 年以上不孕者。不孕症的原因有子宫发育不全、子宫内膜炎、子宫后屈症，以及卵巢机能不全等，如果是子宫炎症导致，治疗就比较容易，至于子宫发育不全，则治疗起来效果不显。

中草药方 >>>>>>>

● 鹿茸山药酒

【配方】鹿茸(切片)10 克，山药 30 克，酒 500 毫升。

【用法】前 2 味浸酒中密封 7 日后开取，每日 3 次，每次空腹饮 1～2 盅。

【功效】主治宫寒不孕。

【来源】民间验方。

● 狗头散

【配方】全狗头骨 1 个，黄酒、红糖各适量。

【用法】将狗头骨砸成碎块，焙干或用沙炒干焦，研成细末备用。月经过去后 3～7 日开始服药。每晚睡时服狗头散 10 克，黄酒、红糖为引，连服 4 日为 1 个疗程。服 1 个疗程未受孕者，下次月经过后再服。连用 3 个疗程而无效者，改用其他方法治疗。

【功效】此方适用于宫寒、子宫发育欠佳而不能受孕者。

【来源】《浙江中医杂志》，1992（9）。

【注意】忌食生冷食物。

●参乌汤

【配方】乌梅、党参各30克，远志、五味子各9克。

【用法】水煎服，每日1剂。

【功效】主治不孕症。

【来源】《福建中医药》，1985（1）。

食疗药方 >>>>>>>

●苁蓉羊肉粥

【配方】肉苁蓉15克，精羊肉60克，大米60克，调料适量。

【用法】分别将肉苁蓉、羊肉洗净后切细。先用砂锅煎肉苁蓉，取汁去渣，入羊肉、大米同煮。待煮沸后，再加入调料煮为稀粥。适宜于冬季服食，5～7日为1疗程。

【功效】本方补肾助阳，健脾养胃，适用于肾阳虚衰所致女子不孕、腰膝冷痛、小便频数等。

【来源】民间验方。

【注意】本粥性热，夏季不宜服食。凡大便溏薄、性机能亢进的人也不宜选用。

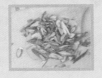

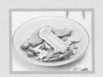

儿科病

小儿感冒

小儿感冒是风邪侵袭引起的外感疾病，通常又称为"伤风"。西医所称的上呼吸道感染属于本病范围。感冒一年四季均有发生，以气候变化时及冬、春两季发病率较高。临床以发热、恶寒、头痛、鼻塞、流涕、喷嚏、咳嗽为主要症状。一般症状较轻，病程3～7天，有的可以自愈，预后较好。

中草药方 >>>>>>

● 姜杏苏叶饮

【配方】生姜9克，杏仁6克，苏叶6克。

【用法】上药水煎分服，每日1剂。

【功效】适用于小儿风寒感冒兼见眼睑浮肿者。

【来源】民间验方。

● 白萝卜红糖饮

【配方】白萝卜250克，红糖适量。

【用法】将萝卜洗净切片，加3茶杯水，煎成2茶杯，去渣，加入红糖搅匀。趁热喝1杯，半小时后再温服1杯。

【功效】本方疏风散寒，主治小儿风寒感冒。

【来源】民间验方。

食疗药方 >>>>>>>

●姜梨饮

【配方】生姜 5 片，秋梨 1 只。

【用法】秋梨切片，同煎，服梨及汤。

【功效】疏风散寒。主治小儿风寒感冒。

【来源】民间验方。

●白菜绿豆芽饮

【配方】白菜根茎头 1 个，绿豆芽 30 克。

【用法】将白菜根茎洗净切片，与绿豆芽加水同煎，去渣饮服。

【功效】清热解毒，利湿消暑。主治小儿夏季中暑、感冒。

【来源】民间验方。

●西瓜番茄汁

【配方】番茄数个，去子西瓜瓤适量。

【用法】将番茄用开水泡一下，去皮。将 2 物分别用干净纱布包起来，绞挤汁液（或放入榨汁机内榨取汁液），将等量的两种汁液混合，当水喝。

【功效】清热利湿。治疗小儿夏季风热感冒。

【来源】民间验方。

外敷外用方 >>>>>>

●青葱方

【配方】青葱 1 根。

【用法】将葱管划破，贴患儿鼻梁上。

【功效】主治乳儿感冒，鼻塞不通。

【来源】民间验方。

●绿豆蛋敷方

【配方】绿豆粉 100 克，鸡蛋 1 个。

【用法】将绿豆粉炒热，取鸡蛋清，2 味调和做饼，

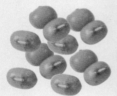

敷胸部。3 ~ 4 岁小儿敷 30 分钟取下，不满周岁小儿敷 15 分钟取下。

【功效】解毒退热。主治小儿感冒，高热不退。

【来源】民间验方。

●萝卜姜葱方

【配方】白萝卜 1 个，生姜 1 块，大葱 1 握，酒适量。

【用法】前 3 物共捣烂，炒热后用酒调匀，白布包裹，熨前胸后背，冷则更换。

【功效】主治小儿流感，症见咳嗽、气喘、胸闷等。

【来源】民间验方。

小儿哮喘

儿哮喘以春秋两季的发病率较高，往往因气候骤变而诱发，表现为每当天气剧变时，喉咙发痒，初起咳嗽，接着气喘，上气不接下气，天气好时又恢复正常。

中草药方 >>>>>>

●刀豆子蜜饮

【配方】刀豆子15克，蜂蜜适量。

【用法】将刀豆水煎后，加蜂蜜调服。

【功效】主治小儿寒性哮喘。

【来源】民间验方。

食疗药方 >>>>>>

●姜醋糯米粥

【配方】糯米60克，生姜5片，米醋5毫升。

【用法】将生姜捣烂，加入糯米、米醋一起煮粥，趁热服用，温覆取汗。

【功效】适用于小儿寒性哮喘发作期。

【来源】民间验方。

● 蜜糖蒸南瓜

【配方】南瓜 1 个，蜂蜜 60 克，冰糖 30 克。

【用法】先在瓜顶上开口，挖去部分瓜瓤，纳入蜂蜜、

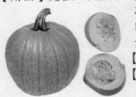

冰糖盖好，放在盘中蒸 1 小时即可。每日早、晚各服适量，连服 5 ~ 7 日。

【功效】主治小儿寒性哮喘。

【来源】民间验方。

● 柠檬叶猪肠汤

【配方】鲜柠檬叶 30 克，猪大肠 5 寸，盐适量。

【用法】猪大肠洗净，柠檬叶切碎放入猪大肠内，两头扎紧。加水适量炖 2 小时，除去柠檬叶，加盐调味。每天分 2 次，食猪肠饮汤。

【功效】主治小儿哮喘。

【来源】民间验方。

● 黑豆煨梨

【配方】梨 1 只，黑豆适量。

【用法】将梨剜空，纳入水浸透的小黑豆令满，留盖合住。糠火煨熟，捣作饼，每日食之。

【功效】主治小儿痰喘气急。

【来源】民间验方。

小儿肺炎

肺炎是以发热、咳嗽、气促、鼻翼煽动为主要症状的小儿呼吸道常见病，一年四季皆可发生，尤以冬春季节为多见，婴幼儿发病率高，较大儿童次之。

中草药方 >>>>>>

●银花蜂蜜饮

【配方】金银花 30 克，蜂蜜 30 克。

【用法】金银花加水 500 毫升，煎汁去渣，冷却后加蜂蜜，调匀即可。

【功效】适用于风邪犯肺之肺炎早期。

【来源】民间验方。

食疗药方 >>>>>>

●葱姜糯米粥

【配方】生姜 5 克，连须葱白 2 根，糯米 50 克，米醋适量。

【用法】将生姜捣烂，连须葱白切碎，与糯米一起煮粥，熟时加入米醋，趁热服之。

【功效】主治风寒引起的肺炎喘嗽，症见发热无汗、呛咳气急、不渴、痰白而稀等。

【来源】民间验方。

百日咳

百日咳又名"顿咳",是由百日咳杆菌引起的一种呼吸道传染病。本病多发于儿童,尤以5岁以下小儿为多见,年龄愈小则病情愈重。临床以阵发性痉挛性咳嗽、咳后有鸡鸣样吸气性吼声,至倾吐痰沫而止为特征。

中草药方 >>>>>>

●胆汁绿豆粉

【配方】鲜猪胆汁250克,绿豆粉50克。

【用法】取鲜猪胆汁加热浓缩成膏状,入绿豆粉搅匀,烘干,粉碎成末,口服,每次3克,每日2次。

【功效】本方清热泻肺、止咳化痰,适用于小儿百日咳痉咳期(4~6周),症见咳嗽频作,咳后有吸气性吼声,反复不已等。

【来源】民间验方。

●枇杷桃仁茶

【配方】枇杷叶9克,桃仁5粒。

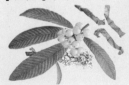

【用法】将枇杷叶去毛后,上2味共以水煎,代茶饮。

【功效】本方清热泻肺、止咳化痰,主治小儿百日咳。

【来源】民间验方。

● 花生茶

【配方】花生 20 克，西瓜子 15 克，红花 1.5 克，冰糖 30 克。

【用法】将西瓜子捣碎，连同红花、花生、冰糖一起放入锅内，加水烧开煮半小时，取汁代茶饮，另取花生食之。

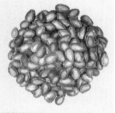

【功效】主治小儿百日咳，症见咳嗽反复不已，入夜尤甚。

【来源】《食物疗法》。

● 核桃粉散

【配方】干核桃 1 枚，黄酒 5～10 毫升。

【用法】干核桃微焙后研末，黄酒送服，每日 2 次。

【功效】清热泻肺，化痰止咳。适用于小儿百日咳痉咳期。

【来源】民间验方。

● 地龙鹌鹑蛋汤

【配方】白颈地龙 3～4 条，鹌鹑蛋 3 个。

【用法】将地龙水养洗净，放入打散的鹌鹑蛋中，隔水蒸熟，稍加调料后服食。每周 2 次，1 月为 1 疗程。

【功效】本方泻肺镇咳，适用于小儿百日咳。

【来源】民间验方。

● 白菜冰糖饮

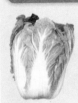

【配方】大白菜根2个，冰糖30克。

【用法】水煎服，每日3次。

【功效】本方宣肺化痰，适用于小儿百日咳初期（1～2周）。

【来源】民间验方。

● 鸡胆汁饮

【配方】鸡胆1具，白糖适量。

【用法】将鸡胆里的汁挤出，加入白糖，再以开水送服。1岁以下小儿3日服1剂，2岁以下2日服1剂，2岁以上每日1剂。

【功效】清热止咳。适用于小儿百日咳痉咳期，症见咳嗽频作、痰多而黏等。

【来源】民间验方。

● 鸡胆百合散

【配方】鸡胆1具，百合10克。

【用法】将鸡胆焙干，与百合共研细末。1岁以内分3日服，1～2岁分2日服，3～6岁1日服，7～10岁以上药量加倍，1日服完。

【功效】治疗百日咳。

【来源】《浙江中医杂志》，1989（6）。

食疗 药方 >>>>>>

●川贝鸡蛋

【配方】川贝母6克，鸡蛋1个。

【用法】先将鸡蛋打一小孔，再将川贝母研粉后倒入小孔内，外用湿纸封闭，蒸熟食用。每次1个，每日2次。

【功效】本方润肺止咳，用于小儿百日咳的辅助治疗。

【来源】民间验方。

●雪里蕻煮猪肚

【配方】猪肚1具，姜3片，洋葱半个，雪里蕻30克。

【用法】加水同煮至猪肚烂熟，加盐少许即可。每日1次，连汤吃1/3个猪肚，连吃15日。

【功效】适用于体质虚弱之百日咳患儿。

【来源】民间验方。

●鱼腥草绿豆羹

【配方】绿豆60克，鲜鱼腥草30克，冰糖15克。

【用法】将鱼腥草、绿豆、冰糖放在锅中加水煮成羹。每日2次。

【功效】清热、润肺、止咳，适用于小儿百日咳初咳期。

【来源】民间验方。

泄泻是以大便次数增多、粪质稀薄或如水样为主症的一种肠道疾病，为小儿最常见的疾病之一，年龄越小，发病率越高。小儿脏腑娇嫩，脾胃虚弱，无论是感受外邪、内伤乳食或是脾肾虚寒，均可能导致脾胃功能失常而发生泄泻。

小儿泄泻

中草药方 >>>>>>

○醋茶方

【配方】红茶（绿茶也可）10克，米醋少许。

【用法】用沸水冲泡浓茶1杯，或茶叶煎浓汁，加入米醋少许即可。

【功效】本方清热利湿止泻，适用于小儿泄泻、口干口渴等。

【来源】民间验方。

○炒黄面

【配方】白面500克。

【用法】炒令焦黄，每日空腹温水调服1匙。

【功效】和中健脾。适用于小儿泄泻。

【来源】民间验方。

食疗药方 >>>>>>>

萝卜粥

【配方】白萝卜100克，大米50克。

【用法】将萝卜洗净，切碎，捣汁去渣。与大米同入铝锅内，加水适量，置武火上烧沸，用文火熬成粥即可。

【功效】消食利嗝，化痰止咳。适用于咳喘多痰、伤食腹泻等症。

【来源】民间验方。

红枣粥

【配方】红枣10～15枚，大米30～60克。

【用法】红枣洗净，与米同置锅内，加水400毫升，煮至大米开花，表面有粥油即成。每日早、晚温热服。

【功效】主治小儿脾虚泄泻。

【来源】民间验方。

【注意】痰湿、中满、疳疾、齿病及实热证忌食。

扁豆山药粥

【配方】山药30克，炒白扁豆30克，大米50克。

【用法】3味煮粥服食，每日1次。

【功效】健脾益胃。适用于小儿脾虚胃弱、食少久泻。

【来源】民间验方。

● 栗子糊

【配方】栗子10枚，白糖适量。

【用法】将栗子去壳捣烂，加清水适量煮成糊状，再加白糖调味，喂服。

【功效】养胃健脾。适用于消化不良性腹泻。

【来源】民间验方。

● 栗子粥

【配方】栗子粉15克，糯米30克，红糖少许。

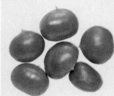

【用法】先煮糯米至将熟，加入栗子粉，用文火煮至粥面上有粥油为度。加入红糖和匀，温热服食。早、晚各1次。

【功效】适用于小儿脾虚泄泻。

【来源】民间验方。

● 莲子炖猪肚

【配方】去芯莲子40粒，猪肚1具。

【用法】先将猪肚洗净，装入水发莲子，用线缝合，加清水炖熟透，捞出晾凉。猪肚切成丝，同莲子放入盘中，用适量调料拌匀即成。

【功效】健脾益胃，补虚益气。适用于小儿泄泻、消瘦、水肿等症。

【来源】民间验方。

● 莲子糕

【配方】莲子 50 ～ 100 克，糯米 500 克。

【用法】莲子去心，煮至烂熟，以洁净布包住，捣碎。与米拌匀，置搪瓷盆内，加水适量，蒸熟。待冷却后压平切块，上盘后撒一层白糖。随意取食。

【功效】健脾益气。适用于小儿脾虚泄泻。

【来源】民间验方。

● 蒸苹果泥

【配方】苹果 1 只。

【用法】将苹果洗净去皮，切成薄片，放入碗中，加盖，隔水蒸熟。用汤匙捣成泥状，喂幼儿。

【功效】和脾生津，涩肠止泻。适用于消化不良所致腹泻。

【来源】民间验方。

● 烤香蕉

【配方】香蕉 1 ～ 2 只。

【用法】把香蕉放于炉火上，像烤馒头片一样烤热。每次 1 ～ 2 只，每日吃 3 次。

【功效】适用于小儿感受风寒引起的腹泻。症见泄泻清稀、肠鸣腹痛等。

【来源】民间验方。

流行性腮腺炎

腮腺炎是由腮腺炎病毒所引起的一种急性传染病，古称"痄腮"，西医称"流行性腮腺炎"。本病发病急骤，以发热、腮部肿胀疼痛为特征，通过飞沫传播，一年四季均可发生，冬春两季易于流行。学龄儿童发病率高，2岁以下少见，一般预后良好。患本病后，可获终身免疫。

中草药方 >>>>>>

● 板蓝根柴胡煎

【配方】板蓝根30克，柴胡6克，甘草3克。

【用法】上药水煎服，每日1剂。

【功效】清热解表，消肿解毒。主治流行性腮腺炎。

【来源】民间验方。

● 蒲公英煎剂

【配方】鲜蒲公英30~60克，白糖30克。

【用法】将鲜蒲公英洗净和白糖同放药罐内，加水300~400毫升，文火煎煮15分钟左右，用干净纱布过滤，取药液分早、晚2次服。

【功效】主治小儿流行性腮腺炎。

【来源】《河北中医》，1985（3）。

● 绿豆甘草茶

【配方】绿豆粉50克，甘草15克，绿茶2克。

【用法】前2味加水500毫升，煮沸4分钟，加入绿茶即可，分3次温服。急需时用连皮生绿豆粉，开水冲泡，每日服1剂。

【功效】主治流行性腮腺炎。

【来源】民间验方。

● 蒲公英茶

【配方】野菊花、山豆根、蒲公英各90克（9岁以下，三药各为30克。）

【用法】上3味加水煎汁，代茶饮。每日1剂，不拘时服。

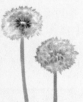

【功效】清热解毒，软坚消肿。主治流行性腮腺炎引发的高热、头痛、烦躁口渴等症。

【来源】《河南省秘验单方集锦》。

● 马齿苋方

【配方】鲜马齿苋、白糖、醋各适量。

【用法】马齿苋水煎，白糖调味后内服（或将马齿苋捣烂成泥，用醋调敷腮部）。

【功效】清热解毒消肿，主治流行性腮腺炎。

【来源】民间验方。

蒲公英薄荷方

【配方】蒲公英、紫花地丁各30克，薄荷6克。

【用法】上药水煎服，每日1剂。

【功效】清热解毒，消肿散结。主治流行性腮腺炎。

【来源】民间验方。

食疗药方 >>>>>>>

双豆粥

【配方】绿豆120克，黄豆60克，白糖30克。

【用法】前2物淘净加水，煎至豆烂熟，加入白糖搅匀食用。可分2～3次食用，连服数剂。

【功效】清热解毒，软坚消肿。主治流行性腮腺炎，症见头痛、腮部漫肿、灼热疼痛、咽部红肿等。

【来源】民间验方。

枸杞菜鲫鱼汤

【配方】鲫鱼1条，枸杞菜连梗500克，陈皮5克，姜2片。

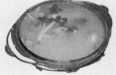

【用法】将鲫鱼收拾干净，与后3味同下锅，用水煮汤饮。

【功效】清热解毒，凉血散结。主治流行性腮腺炎。

【来源】民间验方。

● 银花赤豆羹

【配方】金银花 10 克，赤小豆 30 克。

【用法】金银花用纱布包裹，与赤小豆共煮至熟烂，吃豆羹。

【功效】辛凉解表，清热散结。主治流行性腮腺炎病情较轻者，症见腮部一侧或两侧发酸肿胀、纳食稍减、咀嚼不便等。

【来源】民间验方。

● 绿豆菜心饮

【配方】生绿豆 60 克，白菜心 2 ~ 3 个。

【用法】将生绿豆置小锅内煮至将熟时，入白菜心，再煮约 20 分钟，取汁顿服。每日 1 ~ 2 次。

【功效】清热解毒，散结消肿。主治流行性腮腺炎。

【来源】民间验方。

● 木耳鸡蛋饮

【配方】鸡蛋 1 个，木耳 15 克。

【用法】将鸡蛋打破，木耳晒干研末，共调拌匀，每日分 2 ~ 4 次服。

【功效】本方疏风清热、消肿散结，主治流行性腮腺炎，症见恶寒、发热、耳下腮部酸痛、咀嚼不便等。

【来源】《偏方大全》。

外敷外用方 >>>>>>

● 仙人掌外敷方

【配方】仙人掌250克，生石膏100克。

【用法】上2味混合捣成糊状，外敷局部，药干即换。

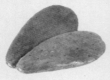

药外可放一塑料薄膜或菜叶，以防因药物水分蒸发过快变干。

【功效】清热解毒，消肿散结。主治流行性腮腺炎。

【来源】民间验方。

● 侧柏蛋清外敷方

【配方】鲜侧柏叶、鸡蛋清各适量。

【用法】鲜侧柏叶洗净捣烂，加鸡蛋清调成泥状外敷患处，每日换药2次。

【功效】主治流行性腮腺炎，症见发热、头痛、轻咳、一侧或两腮肿胀疼痛等。

【来源】《中医草药简便验方汇编》。

● 牙膏外涂方

【配方】田七药物牙膏、食醋各适量。

【用法】醋调牙膏外涂患部，每日1～2次。

【功效】主治流行性腮腺炎。

【来源】民间验方。

小儿口炎

口炎是指口腔黏膜的炎症，多由病毒、细菌、真菌或螺旋体感染引起。本病多见于婴幼儿。可单独发生，亦可继发于全身疾病如急性感染、腹泻、营养不良、久病体弱等。

中草药方 >>>>>>>

● 金花酒

【配方】黄檗90克，黄连15克，栀子30克，糯米酒500毫升。

【用法】前3味用酒煎数沸，去渣，候凉备用。每次5毫升，不拘时候，以愈为止。

【功效】清热凉血。主治由血热引发的小儿口疮。

【来源】《景岳全书》。

● 西瓜白糖饮

【配方】西瓜1个，白糖适量。

【用法】将西瓜瓤去子，切成小条，曝晒至半干，加白糖腌渍，再曝晒至干，加白糖少许食用，可常食。

【功效】本方清热凉血、泻火通便，主治心脾积热型口疮，伴发热烦躁、口臭流涎等症。

【来源】《常见病饮食疗法》。

• 黄花菜蜂蜜饮

【配方】黄花菜 50 克，蜂蜜 50 克。

【用法】先用黄花菜煎汤半杯，再加蜂蜜调匀，缓缓服用，每日分 3 次服完，连服 4～6 剂。

【功效】主治小儿积热所致口疮。

【来源】《常见病饮食疗法》。

外敷外用方 >>>>>>

• 茶叶含漱方

【配方】茶叶 5 克。

【用法】茶叶开水冲泡，加盖，待温。含漱，每日 10 余次，以愈为度。

【功效】主治虚火上炎型口疮。

【来源】民间验方。

• 猪胆汁涂擦方

【配方】鲜猪胆汁适量，芍药 20 克，大黄 10 克，黄连 15 克。

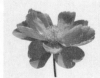

【用法】后 3 味研成细末，取适量以鲜猪胆汁调成糊状，涂于小儿囟门处，每日换 1 次，以愈为度。

【功效】主治鹅口疮。

【来源】民间验方

小儿遗尿

遗尿症，俗称"尿床"，是指3周岁以上的小儿，睡眠中小便自遗或白天不自主排尿的一种病症。3岁以下的婴幼儿，由于智力发育不完善，排尿的正常习惯尚未养成或贪玩少睡，精神过度疲劳，可引起暂时遗尿，但不属于病态。

中草药方 >>>>>>

● 葡萄糯米酒

【配方】葡萄干末250克，红曲1250克，糯米1250克。

【用法】将糯米煮熟，候冷，入红曲与葡萄末、水，搅令匀，入瓮盖覆，候熟。随量温饮，不拘时候。

【功效】主治睡中遗尿、小便黄臊等症。

【来源】《古今图书集成》。

● 内金猪脬散

【配方】鸡内金1个，猪脬1具。

【用法】将鸡内金及猪脬分别洗净，晒干，用文火焙至干黄，捣碎研末。每晚临睡前用白开水冲服10～15克。

【功效】涩精缩尿。可辅助治疗小儿遗尿。

【来源】民间验方。

●桂末鸡肝丸

【配方】肉桂适量，雄鸡肝1具。

【用法】2味等量，捣烂后制丸如绿豆大，温汤送下。每服2～4克，每日3次。

【功效】温补脾肾。适用于小儿遗尿。

【来源】民间验方。

●蚕茧梅枣方

【配方】蚕茧20个，红枣10枚，乌梅（青梅）6克，白糖50克。

【用法】上药水煎服。每日下午4时前服完，连服10日。

【功效】主治小儿湿热所致遗尿。

【来源】民间验方。

食疗药方 >>>>>>

●山茱萸粥

【配方】山茱萸15～20克，大米30～60克，白糖适量。

【用法】先将山茱萸洗净，去核，与大米同煮粥。将成时，加入白糖稍煮即可。

【功效】补益肝肾。适用于小儿遗尿、小便频数、虚汗不止等。

【来源】民间验方。

● 雀儿药粥

【配方】麻雀5只，菟丝子40克，覆盆子、枸杞子各20克，大米60克，盐、葱、姜各适量。

【用法】先将菟丝子、覆盆子、枸杞子一同放入砂锅中，加水煎煮取汁，另将麻雀去毛与内脏，洗净后用酒炒之，然后连同大米一起入以上药汁之中熬粥，使粥将成时入葱、姜、盐，继续熬至粥成，即可食之。

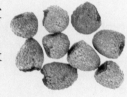

【功效】主治小儿肾虚所致遗尿，肢冷恶寒。

【来源】《太平圣惠方》。

● 附子牛肉汤

【配方】牛肉100克，附子9克，黄酒、盐各适量。

【用法】牛肉切小块，与附子同入锅内。加入黄酒，不必放水，用文火煮8～10个小时。然后滤取牛肉汁，加盐，临睡前温服。牛肉在第2天早晨可以当菜吃。此法宜在冬季服用，可以连服3个月。

【功效】主治脾肾虚弱所致的遗尿，症见精神疲乏、面色苍白、肢凉怕冷。

【来源】民间验方。

【说明】附子是一味常用中药，中药店有售，购买时以黄厚者为佳。

●茼蒿鲇鱼汤

【配方】茼蒿 250 克，鲇鱼 1 条。

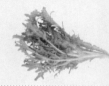

【用法】鲇鱼去内脏，同茼蒿菜加水适量煮汤，可加油、盐调味。1 日内食完。

【功效】主治小儿遗尿。

【来源】民间验方。

外敷外用方 >>>>>>>

●龙骨敷贴方

【配方】龙骨 30 克。

【用法】将龙骨用火煅后研成细末。每次取药粉 5 克，用醋调成糊状，敷小儿脐部，外用纱布包扎固定，每日换 1 次药，连用 5 ～ 6 次。

【功效】主治小儿遗尿。

【来源】民间验方。

●姜酒擦拭方

【配方】老姜 1 块，白酒 100 毫升。

【用法】老姜捣烂，酒浸 3 日，睡前用此酒沿肚脐下正中线擦拭，待皮肤发红后停止，连用 6 ～ 7 日。

【功效】主治小儿遗尿。

【来源】民间验方。

小儿疳积

疳积是一种慢性营养缺乏症，又称蛋白质、热量不足性营养不良症，多发生在 3 岁以下的婴幼儿。主要原因是由于喂养不当或某些疾病（婴幼儿腹泻，先天幽门狭窄，腭裂，急慢性传染病，寄生虫病等）引起蛋白质或热量不足所致。

中草药方 >>>>>>

●陈皮茶

【配方】茶叶 45 克，陈皮 15 克。

【用法】上药水浸一昼夜，以水 1 碗煎至半碗，1 岁以下每服半匙，1 ~ 2 岁每服 1 匙，3 ~ 4 岁每服 1 匙半，每日 3 次。

【功效】主治小儿消化不良，厌食。

【来源】民间验方。

●红糖茶

【配方】茶叶 15 克，红糖 20 克。

【用法】锅洗净，先煎茶叶去渣，加糖饮用。

【功效】消食解毒利尿，主治小儿疳积。

【来源】民间验方。

食疗药方 >>>>>>>

●蜜糖苹果

【配方】苹果1个，饴糖、蜂蜜各适量。

【用法】苹果切块，与饴糖、蜂蜜同煮，常吃。

【功效】主治小儿疳积，消化不良。

【来源】民间验方。

●红枣粥

【配方】红枣5枚，大米50克。

【用法】将红枣与大米淘洗干净后，一同入水中熬粥，当早、晚餐食之。

【功效】主治小儿疳积，兼见困倦神疲、脘腹胀满等症。

【来源】民间验方。

●软炸鸡肝

【配方】鸡肝400克，山药粉100克，干淀粉100克，鸡蛋4个，葱、姜、盐、油等调料各适量。

【用法】将鸡肝洗净，切块，加葱、姜、酒、盐等调料略腌后，再用鸡蛋、山药及干淀粉调成蛋粉糊拌匀，下热油锅中炸至金黄色时捞出，再与葱花、花椒一起入热锅中翻炒片刻即成。每日1次，空腹食用。

【功效】健脾益肾。主治小儿疳积。

【来源】民间验方。

外敷外用方 >>>>>>>

●葱姜茴香方

【配方】大葱1根，生姜15克，小茴香粉9克。

【用法】上药共捣烂如膏状，炒至湿热，以不烫伤皮肤为度，用纱布包好覆于脐部，包扎固定，每日换药1次。

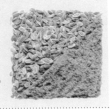

【功效】主治小儿疳积，消化不良。

【来源】民间验方。

●车前大蒜方

【配方】大蒜2头，车前子适量。

【用法】车前子炒干研末，大蒜捣烂，二者混匀，贴脐4小时。

【功效】主治小儿疳积，消化不良。

【来源】民间验方。

●葱油摩擦法

【配方】葱汁、香油各适量。

【用法】将葱汁倒入香油内，搅匀，以手指蘸油，摩擦小儿手心、足心及背部头面等处。

【功效】主治小儿食积发热。

【来源】民间验方。

小儿麻疹

麻疹是婴幼儿常见的急性出疹性传染病，临床以急起高热、热退疹出为特征。因多见于婴幼儿，形态与麻疹相似，故中医称"奶麻""假麻"，西医称"婴儿玫瑰疹"。

中草药方 >>>>>>

●猪肝菠菜汤

【配方】猪肝20克，菠菜15克，米汤半碗。

【用法】先将米汤炖沸，后放入切碎的猪肝、菠菜，煮熟即可。

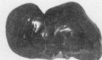

【功效】用于小儿麻疹恢复期的辅助治疗。

【来源】民间验方。

●香萝荸荠饮

【配方】白萝卜250克，荸荠150克，芫荽50克，冰糖适量。

【用法】将萝卜、荸荠洗净切片，加4茶杯水，煎成2茶杯，去渣。加入切碎的芫荽，趁热喝1杯，半小时后再温服1杯。

【功效】清热解毒透疹。适用于小儿麻疹出疹期。

【来源】民间验方。

食疗药方 >>>>>>

● 蘑菇鲫鱼汤

【配方】鲜鲫鱼1条（约250克），鲜蘑菇150克。

【用法】把鲜鲫鱼洗净蒸（或炖）沸，放入鲜蘑菇，熬汤。每日分2次服。

【功效】本方清热解毒透疹，适用于小儿麻疹出疹期。

【来源】民间验方。

● 山药莲子梨汤

【配方】山药50克，莲子30克，鸭梨1只。

【用法】上3味同放锅内加火炖烂，分2～3次，1日服完。每日1剂，连服4～5日。

【功效】本方养阴益气、清解余邪。

【来源】民间验方。

外敷外用方 >>>>>>

● 透疹贴方

【配方】芫荽、苏叶、葱白各10克，面粉适量。

【用法】前3味共捣烂如泥，加入适量面粉，调和如膏状，贴于肚脐处，用胶布固定。

【功效】适用于小儿麻疹，疹出不畅者。

【来源】民间验方。

小儿夜啼

小儿夜啼指婴儿白天嬉笑如常，入夜则啼哭不安，或每夜定时啼哭，甚则通宵达旦啼哭不止。中医认为本病多为脾寒、伤食、心热或惊恐所致。夜啼有习惯性和病态的不同，临床应细致辨别。

中草药方 >>>>>>

● 大黄甘草散

【配方】大黄、甘草以 4 : 1 配制。

【用法】上药研末备用。每日服 3 次，每次 0.6 克，以适量蜂蜜调服。

【功效】主治小儿夜啼属胃肠积滞者。

【来源】《浙江中医杂志》，1987（11）。

食疗药方 >>>>>>

● 桂心粥

【配方】桂心末 3 克，大米 30 克，红糖适量。

【用法】将大米煮粥，待半熟时加入桂心末，以红糖拌食，每日 1 ～ 2 次。

【功效】温中散寒。主治小儿夜啼。

【来源】民间验方。

外敷外用方 >>>>>>

●茶叶敷脐方

【配方】陈茶叶适量。

【用法】将陈茶叶放入口中嚼烂，在患儿临睡前敷其脐，外以绷带包扎。

【功效】主治小儿夜啼。

【来源】民间验方。

●灯芯草搽剂

【配方】灯芯草、香油适量。

【用法】将灯芯草蘸香油烧成灰，每晚睡前将灰搽于小儿两眉毛上。

【功效】主治小儿夜啼。

【来源】《广西中医药》，1988（5）。

●朱砂外敷方

【配方】朱砂适量。

【用法】把朱砂研成极细末。用时，以水调湿朱砂，在小儿临睡前，用少许敷于小儿神阙及劳宫、风池等穴。每晚1次。

【功效】主治小儿夜啼。

【来源】民间验方。

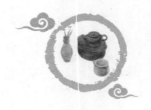